U0110663

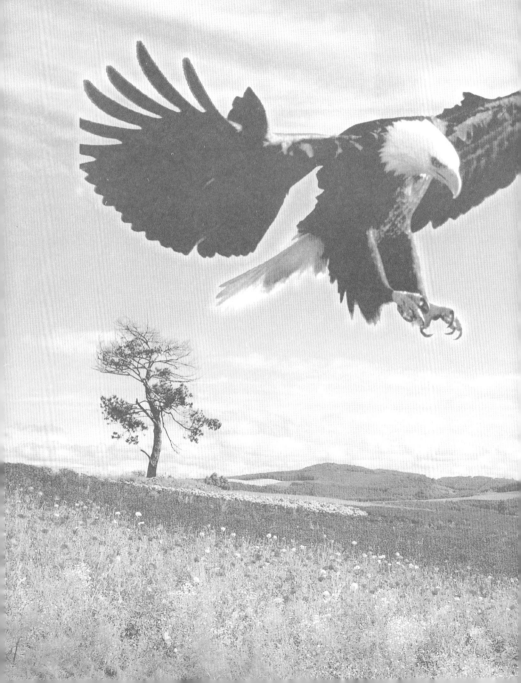

大展好書　好書大展

品嘗好書　冠群可期

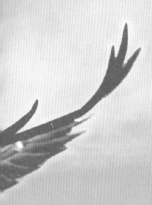

大展好書　好書大展
品嘗好書　冠群可期

中醫保健站：68

針灸歌賦
注釋發揮

陳以國、王淑娟、成澤東
主編

大展出版社有限公司

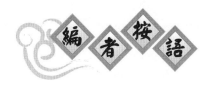

編者按語

　　針灸學術源遠流長，源自人性之初成，流始於炎黃之濫觴，針本天成，灸乃神術，堪稱中華之瑰寶。針灸歌賦，言語簡練，韻律十足，數千年來，以活潑之形式傳播針灸理論於中華宇內，是針灸學術領域中非常重要的分支。

　　歌賦凡共百餘首之多，涉及理論與臨床，內容廣泛可謂浩繁，今與同事擇其實用者30首分為基礎和臨床兩篇注釋，內容參悟針灸前賢學人智慧，從中稍作發揮。書將付梓，心尚怔忡，深恐言粗語拙，管見赤心，幸無哂諸。

陳以國

針灸歌賦注釋發揮

4

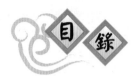

基礎篇

臨床篇

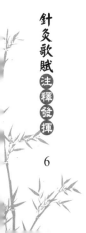

基礎篇

1.十二經氣血多少歌

【題解】

十二經氣血多少歌選自《針灸大全》，本歌賦主要說明了十二經脈與氣血的關係。《針灸大全》係明代徐鳳編撰。

【原文】

多氣多血經須記[1]，大腸手經足經胃[2]。

少血多氣有六經，三焦膽腎心脾肺[3]。

多血少氣心包絡，膀胱小腸肝所異[4]。

【註釋發揮】

〔1〕多氣多血經須記：對於多氣多血的經脈必須要牢記。

〔2〕大腸手經足經胃：多氣多血的經脈有手陽明大腸經及足陽明胃經。

〔3〕三焦膽腎心脾肺：分別指手少陽三焦經、足少陽膽經、足少陰腎經、手少陰心經、足太陰脾經、手太陰肺經。

〔4〕膀胱小腸肝所異：指足太陽膀胱經、手太陽小

腸經、足厥陰肝經。各條經脈因氣血多少而不同。

歌中指出十二經表裡經脈之間中存在氣有餘則血不足，或血有餘則氣不足的規律。

例如：腎與膀胱二經互為表裡，腎經多氣少血，膀胱經則多血少氣；心和小腸二經互為表裡，心經多氣少血，小腸經則多血少氣；心包與三焦二經互為表裡，心包經多血少氣，三焦經則多氣少血；肝與膽二經互為表裡，肝經多血少氣，膽經則氣多血少等。唯有胃與大腸二經氣血俱多，與其相表裡的脾經與肺經均為多氣少血，不遵循這一規律。

筆者曾經對這一問題做過專題討論，認為《內經》中論述氣血如環無端在經脈中流動的現象，正是由十二經脈流注的起始端氣多於血的氣壓差所決定的。由此可見，十二經中的氣血各不相同，是有生理依據的。

《靈樞·經水篇》中指出：「十二經之多血少氣，與其少血多氣，與其皆多血，與其皆少血氣，皆有大數，其治以針艾，各調其經氣，因常有合乎！」

經文記載的各經氣血多少，主要是作為在某經脈採取不同的補瀉手法的依據。一般來說，多氣多血之經氣易行血宜瀉，則用出血瀉氣法；多血少氣之經則宜瀉血不宜瀉氣，行針得氣較難；血少氣多之經則宜瀉氣不宜瀉血，行針得氣較容易。經脈的氣血多少，與生理和治療有極為密切的關係，對指導臨床更具有一定的意義。十二經氣血多少劃分見表1。

表1　十二經氣血多少劃分

陽經			氣	血	陰經			氣	血
陽明	手	大腸經	多	多	太陰	手	肺經	多	少
	足	胃經	多	多		足	脾經	多	少
太陽	手	小腸經	少	多	少陰	手	心經	多	少
	足	膀胱經	少	多		足	腎經	多	少
少陽	手	三焦經	多	少	厥陰	手	心包經	少	多
	足	膽經	多	少		足	肝經	少	多

　　《內經》強調：「治病當先祛其血。」這種思想對於我國傳統的民間刺血療法，有著重要的指導意義。多血之經可放血，多氣之經可出氣，是有著相當深的實踐淵源的。在經絡上刺血，能調理臟腑陰陽，增強血脈機能。瀉血對於實證可以起到祛瘀通絡瀉實的作用；虛者可起到去除瘀血補充新血的作用。

　　實際上，在臨床實踐中，「血多之經」和「血少之經」都可以瀉血，可「出血如珠」、「出血如豆」，甚至可出血「盈盆」、「盈碗」，只是一定要遵循「血變而止」的原則。即放血時一定要注意觀察出血的顏色變化，血的顏色由深變淺當是止血的最佳時機。

2. 十二經營行次序逆順歌

【題解】

　　十二經營行次序逆順歌選自《類經圖翼》一書。《類經圖翼》由明代著名醫學家張介賓撰著，共 11 卷，刊於

1624 年。該書以圖表結合的形式論述、闡析運氣和針灸，以補充《類經》注文的不足，故名「圖翼」。書中針灸部分，首論經絡、腧穴，次載針灸要穴歌及諸證灸法，廣泛徵引有關文獻和資料，有一定的參考價值。

本歌概述了臟腑營氣運行及十二經脈循行走向的規律。營，指營氣，也指營養，即運行於脈中對全身臟腑器官有營養作用的精氣。其生於水穀，源於脾胃，出於中焦，有化生血液和營養周身的功用。

《靈樞‧邪客》載：「營氣者，泌其津液，注之於脈，化以為血，以榮四末，內注五臟六腑。」營氣的運行從中焦上注肺，由肺臟的宣發佈散作用輸布全身，在經脈中不停地運轉，營養人體上下、內外各個部分。所以從生理的角度而言，營氣就是指血液的作用，故有營血之稱。行，指運行、流動。

《靈樞‧脈度》曰：「氣之不得無行也，如水之流，如日月之行不休。」逆，與「順」相對，即方向相反。這裡指經脈循行走向不同。逆順，引申為經脈的走向規律。

【原文】

肺大胃脾心小腸，膀腎包焦膽肝續[1]；

手陰藏手陽手頭，足陰足腹陽頭足[2]。

【註釋發揮】

〔1〕肺大胃脾心小腸，膀腎包焦膽肝續：十二經脈的營氣運行從肺經開始。即按手太陰肺經→手陽明大腸經→足陽明胃經→足太陰脾經→手少陰心經→手太陽小腸經→足太陽膀胱經→足少陰腎經→手厥陰心包經→手少陽三

焦經→足少陽膽經→足厥陰肝經的順序依次相傳。

續，連接，繼續。即十二經脈始於肺經而終於肝經，又從肝經復入於肺經，如環無端週而復始，循環不休。

〔2〕手陰藏手陽手頭，足陰足腹陽頭足：即手足陰陽經脈在人體大體的循行方向。根據《靈樞·逆順肥瘦》記載：「手之三陰，從胸走手；手之三陽，從手走頭；足之三陽，從頭走足；足之三陰，從足走腹。」

經脈的走向，在針灸補瀉方面十分重要，是迎隨補瀉法的重要依據，歷代針家都十分重視。施用迎隨補瀉方法時，必須首先審察經脈循行的方向，然後決定針尖順逆下針，針尖順經脈刺者為補法，針尖逆經脈刺者為瀉法。如果順逆不分，迎隨無據，則談不上補瀉。

關於記憶經脈的走向有一個簡單的方法：雙手上舉，所有的陰經皆向上行，所有的陽經皆向下行，即「陰升陽降」。所有的陰經都在肢體的內側，所有的陽經都在肢體的外側。這種方法對記憶經脈的走行方向很有幫助。

3. 十四經穴分寸歌

【題解】

十四經穴分寸歌選自《醫宗金鑑》卷八十一至卷八十四中，原載有十二正經與奇經八脈分寸歌，本歌賦只取十四經穴分寸歌，其他略除。

本歌賦載十四經 335 個腧穴的定位及排列順序，熟記本歌賦對臨床準確取穴具有重要的意義。

【原文】

肺經分寸歌

太陰中府三肋間，上行雲門寸六許[1]，

雲在任璣旁六寸，大腸巨骨下二骨[2]，

天府腋三動脈求[3]，俠白肘上五寸主，

尺澤肘中約紋是，孔最腕上七寸擬，

列缺腕上一寸半[4]，經渠寸口陷中取，

太淵掌後橫紋頭，魚際節後散脈裡，

少商大指端內側，鼻衄刺之立時止。

【註釋發揮】

〔1〕太陰中府三肋間，上行雲門寸六許：手太陰肺經的中府穴位於前正中線旁開 6 吋第 1 肋間隙；三肋間，是指乳頭正對的第 4 肋間向上數 3 個肋間，即第 1 肋間隙。中府穴直上 1.6 吋，鎖骨下緣陷中即是雲門穴。

〔2〕大腸巨骨下二骨：雲門穴在胸部外上方鎖骨下緣凹陷中，即手陽明大腸經巨骨穴之前下方下陷中，兩穴以鎖骨相隔，按之動脈應手，舉臂叉腰取穴。《內經》云：「上焦開發，宣五穀味，薰膚充身澤毛若霧露之溉。」雲門穴具有布散肺津的作用，目前臨床常取之用於減肥及治療皮膚疾病。

〔3〕天府腋三動脈求：天府穴在腋前橫紋頭下 3 吋，肱二頭肌肌腱橈側。

〔4〕列缺腕上一寸半：列缺在陽谿穴上 1.5 吋，橈骨莖突上呈條形的凹陷中。本穴為「四總穴」之一，擅長治療頭項部疾患，故稱「頭項尋列缺」。一般多用簡易取穴

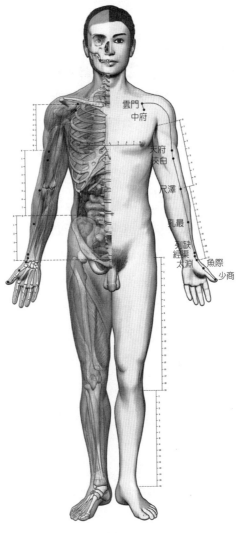

雲門
中府

天府
俠白

尺澤

孔最

列缺
經渠
太淵　魚際
少商

肺經

法：兩手虎口交叉，食指尖端所按壓的位置就是列缺。也可以屈腕關節，在橈骨莖突觸及一條形凹陷就是本穴。

大腸經分寸歌

商陽食指內側邊，二間來尋本節前，

三間節後陷中取，合谷虎口岐骨〔5〕間，

陽谿上側腕中是，偏歷腕後三寸安，

溫溜腕後去五寸，池前四寸下廉看，

池前三寸上廉中，池前二寸三里逢，

曲池屈肘紋頭盡，肘髎上臑外廉近〔6〕，

大筋中央尋五里，肘上三寸行向裡，

臂臑肘上七寸量，肩髃肩端舉臂取，

巨骨肩尖端上行，天鼎喉旁四寸真，

扶突天突旁三寸，禾髎水溝旁五分，

迎香禾髎上一寸，大腸經穴自分明。

【註釋發揮】

〔5〕岐骨：《醫宗金鑑》說：「岐骨者，凡骨之兩叉者，皆名岐骨，手足同。」虎口張開成 90° 在第 1 掌骨和第 2 掌骨之間交叉處形成一個凹陷就是合谷穴。

〔6〕肘髎上臑外廉近：從曲池穴上行在肱骨外緣凹陷中，為肘髎穴，即曲池穴斜上 1 吋處，屈肘取穴。

胃經分寸歌

胃之經兮足陽明，承泣目下七分尋，

再下三分名四白，巨髎鼻孔旁八分。

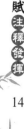

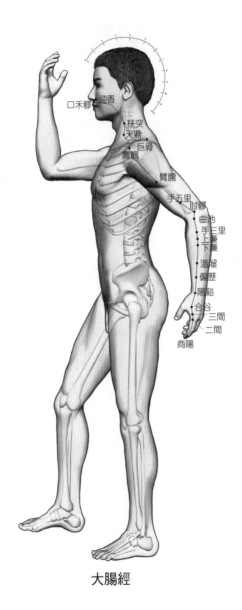

口禾髎　迎香
扶突
天鼎
巨骨
肩髃
臂臑
手五里
肘髎
曲池
手三里
上廉
下廉
溫溜
偏歷
陽谿
合谷
三間
二間
商陽

大腸經

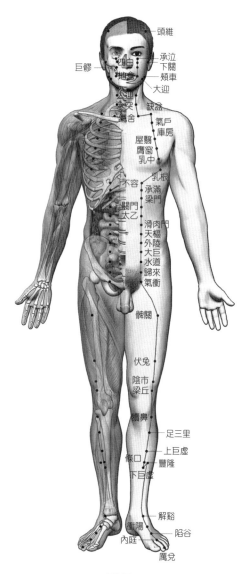

頭維
承泣
巨髎　下關
地倉　頰車
大迎
人迎　缺盆
水突
氣舍　氣戶
庫房
屋翳
膺窗
乳中
乳根
不容
承滿
梁門
關門
太乙
滑肉門
天樞
外陵
大巨
水道
歸來
氣衝

髀關

伏兔
陰市
梁丘

犢鼻
足三里
上巨虛
條口　豐隆
下巨虛

解谿
衝陽　陷谷
內庭
厲兌

胃經

地倉夾吻〔7〕四分近，大迎頷下寸三中〔8〕，

頰車耳下八分陷，下關耳前動脈行〔9〕。

頭維神庭旁四五，人迎喉旁寸五真，

水突筋前人迎下，氣舍喉下一寸乘。

缺盆捨下橫骨陷，氣戶下行一寸明，

庫房下行一寸六，屋翳膺窗乳中根〔10〕。

不容巨闕旁二寸，一寸承滿與梁門，

關門太乙滑肉門，天樞臍旁二寸尋。

樞下一寸外陵穴，陵下一寸大巨陳，

巨下三寸水道穴，水下二寸歸來存。

氣衝歸來下一寸，共去中行二寸勻，

髀關膝上尺二許，伏兔髀下六寸是。

陰市伏兔下三寸，梁丘市下一寸記，

犢鼻膝髕陷中取，膝眼三寸下三里。

里下三寸上廉穴，廉下二寸條口舉，

再下二寸下廉穴，復上外踝上八寸，

卻是豐隆穴當記，解谿則從豐隆下，

內循足腕上陷中，衝陽解下高骨動〔11〕，

陷谷衝下二寸名，內庭次指外岐骨，

厲兌大次趾端〔12〕中。

【註釋發揮】

〔7〕吻：從口，勿聲。本義：嘴唇。《華嚴經音義》云：「吻，唇兩角頭邊也。」《醫宗金鑑》註：「吻者，口之四周也。」此指從巨髎穴下行，夾口角旁 4 分外許即地倉穴。

〔8〕大迎頷下寸三中：大迎穴在下頷角前下 1.3 吋，咬肌附著部前緣，當閉口鼓氣時，下頷角前方出現一個溝形凹陷即是此穴。

〔9〕下關耳前動脈行：下關穴在耳屏前約 1 吋凹陷處，下頷關節髁狀突前方凹陷中。《針灸甲乙經》說：「在客主人下，耳前動脈下空下廉，合口有空，開口即閉。」

〔10〕屋翳膺窗乳中根：屋翳穴在第 2 肋間，氣戶與乳頭連線中點，從屋翳下行 1.6 吋（一肋寬），前正中線（任脈）旁開 4 吋即膺窗穴；從膺窗穴下行 1.6 吋第 4 肋間隙，當乳頭處即乳中穴，此穴不針不灸，只作定穴標志。從乳中穴下行 1.6 吋第 5 肋間隙，任脈旁開 4 吋即乳根穴。

〔11〕衝陽解下高骨動：衝陽穴在解谿穴下，足面上高骨間有動脈應手，即趺陽脈。

〔12〕大次趾端：此指足第 2 趾端，趾甲角外側。古稱第 2 趾為大趾之次趾。

脾經分寸歌

大趾端內側隱白，節後陷中求大都，
太白內側核骨下，節後一寸公孫呼。
商丘內踝微前陷，踝上三寸三陰交，
再上三寸漏谷是，踝上五寸地機朝。
膝下內側陰陵泉，血海膝髕上內廉，
箕門穴在魚腹上，動脈應手越筋間。
衝門橫骨兩端動〔13〕，府舍上行七分看，

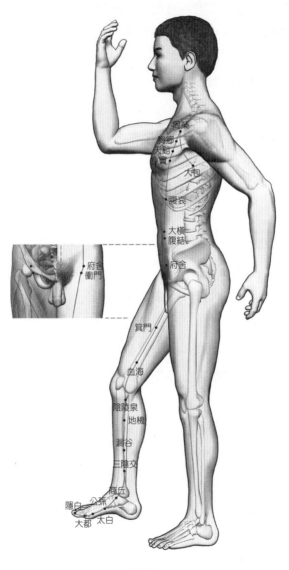

周榮
胸鄉
天谿
食竇
大包
腹哀
大橫
腹結
府舍
府舍
衝門
箕門
血海
陰陵泉
地機
漏谷
三陰交
商丘
隱白　公孫
大都　太白

脾經

腹結上行三寸入，大橫上行一寸三。

腹哀上行三寸半，食竇上行三寸間，

天谿上行一寸六，胸鄉周榮亦同然。

外斜腋下六寸許，大包九肋季脅端[14]。

【註釋發揮】

〔13〕衝門橫骨兩端動：衝門穴在恥骨兩端，腹中線旁開 3.5 吋，髂外動脈外側。橫骨即恥骨。

〔14〕大包九肋季脅端：大包在腋中線上，第 6 肋間隙。

心經分寸歌

少陰心起極泉中，腋下筋間動引胸，

青靈肘上三寸取，少海肘後端五分，

靈道掌後一寸半，通里腕後一寸同，

陰郄腕後內半寸，神門掌後銳骨隆[15]，

少府小指本節末，小指內側取少衝。

【註釋發揮】

〔15〕神門掌後銳骨隆：神門穴在掌後銳骨端凹陷中。銳骨指手掌後小指側的高骨，即豌豆骨。《素問·繆刺論》云：「少陰銳骨之端各一痏。」王冰註：「謂神門穴，在掌後銳骨之端陷者中，手少陰之腧也。」

小腸經分寸歌

小指端外為少澤，前谷本節前外側，

節後橫紋取後谿，腕骨腕前骨陷側。

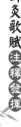

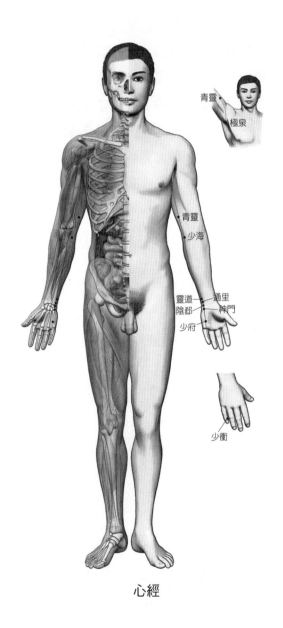

青靈
極泉

青靈
少海

靈道 ── 通里
陰郄 ── 神門
少府

少衝

心經

陽谷銳骨下陷肘，腕上一寸名養老，

支正外側上四寸，小海肘端五分好，

肩貞肩端後陷中，臑俞肩臑骨陷考[16]。

天宗肩骨下陷中，秉風肩上小髃空[17]，

曲垣肩中曲髃陷，外俞上髃一寸從。

中俞大椎二寸旁[18]，天窗曲頰[19]動陷詳，

天容耳下曲頰後，顴髎面頄銳骨量[20]，

聽宮耳中珠子上，此為小腸手太陽。

【註釋發揮】

〔16〕臑俞肩臑骨陷考：臑俞穴在肩端臑上肩骨下，當肩胛骨肩峰突起之下陷中。

〔17〕秉風肩上小髃空：秉風穴在肩上髃骨後，舉臂有空即是。髃骨，肩端之骨，即肩胛骨頭臼之上棱骨。

〔18〕中俞大椎二寸旁：肩中俞在大椎旁開 1.5 吋處。

〔19〕曲頰：《醫宗金鑑》註：「曲頰者，頰之骨也。曲如環形，受頰車骨尾之鉤者也。」即下頜角部。

〔20〕顴髎面頄銳骨量：面頄骨下緣，銳骨端凹陷中即顴髎穴。《醫宗金鑑》註：「頄者，頤內鼻旁間，近生門牙之骨也」。即今稱顴骨下緣凹陷處，當目外眥直下方。

膀胱經分寸歌

足太陽兮膀胱經，目內眥角始睛明，

眉頭陷中攢竹取，曲差神庭旁五寸，

五處直行後五分，承通絡卻玉枕穴，

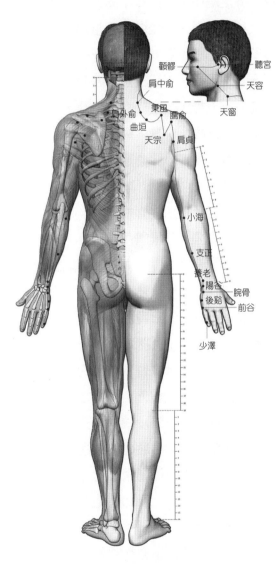

顴髎　　　　　　　　聽宮
肩中俞
　　　　　　　　　　天容
肩外俞　秉風
曲垣　　　臑俞　　　天窗
天宗　　　肩貞

小海

支正

養老
陽谷　　腕骨
後谿　　前谷

少澤

小腸經

後循俱是寸五行，天柱項後髮際內，
大筋外廉之陷中，自此脊中開二寸[21]，
第一大杼二風門，三椎肺俞厥陰四，
心五督六膈七論，肝九膽十脾十一，
胃俞十二椎下尋，十三三焦十四腎，
氣海俞在十五椎，大腸十六小十八，
膀胱俞穴十九椎，中膂內俞二十下，
白環俞穴廿一椎，小腸俞至白環內，
腰空上次中下髎[22]，會陽陰微尻骨旁[23]，
背開二寸二行了，別從脊中三寸半[24]，
第二椎下為附分，三椎魄戶四膏肓，
第五椎下神堂尊[25]，第六譩譆膈關七，
第九魂門陽綱十，十一意舍之穴存，
十二胃倉穴已分，十三肓門端正在，
十四志室不須論，十九胞肓廿秩邊，
背部三分下行循。承扶臀下股上約，
下行六寸是殷門，從殷外斜上一寸，
屈膝得之浮郄尋，委陽承扶下六寸，
從郄內斜並殷門。委中膝膕約紋裡，
此下三寸尋合陽，承筋腳跟上七寸[26]，
穴在腨腸[27]之中央，承山腿肚分肉間，
外踝七寸上飛揚，跗陽外踝上三寸，
崑崙外跟陷中央，僕參亦在踝骨下，
申脈踝下五分張，金門申脈下一寸，
京骨外側大骨當，束骨本節後陷中，

膀胱經

通谷節前限中量，至陰小趾外側端，

去爪甲之韭葉方〔28〕。

【註釋發揮】

〔21〕自此脊中開二寸：膀胱經第 1 側線，當是後正中線旁開 1.5 吋。

〔22〕腰空上次中下髎：夾脊兩旁第 1 空陷中是上髎穴。從上髎下行夾脊旁第 2 空陷中是次髎穴。從次髎下行夾脊旁第 3 空陷中是中髎穴。從中髎下行夾脊旁第 4 空陷中是下髎穴。

〔23〕會陽陰微尻骨旁：會陽穴在陰尾尻骨兩旁 5 分許。即下髎下，尾骨角旁開 5 分處。

〔24〕別從脊中三寸半：膀胱經第 2 側線，督脈旁開 3 吋。

〔25〕第五椎下神堂尊：第 5 椎下脊中旁開 3 吋凹陷中，是神堂穴。

〔26〕承筋腳跟上七寸：承筋穴位於合陽與承山之間，約在外踝上 7 吋處。

〔27〕腨腸：《醫宗金鑑》註：「腨者，下腿肚也。」一名腨腸，俗名小腿肚。

〔28〕去爪甲之韭葉方：至陰穴在足小趾外側，去爪甲如韭葉寬之處，即 0.1 吋處。

心包經分寸歌

心絡起自天池間，乳後旁一腋下三，

天泉繞腋下二寸，曲澤屈肘陷中參，

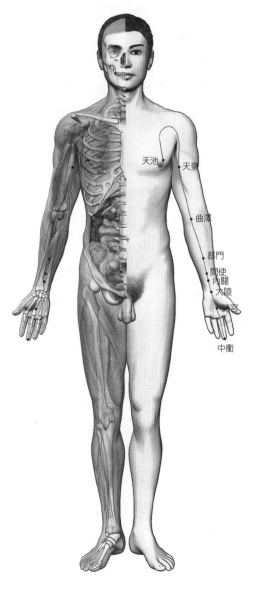

天池　天泉

曲澤

郄門

間使
內關
大陵
勞宮

中衝

心包經

郄門去腕後五寸，間使腕後三寸然，

內關去腕後二寸，大陵掌後橫紋間，

勞宮屈拳名指取〔29〕，中指之末中衝端。

【註釋發揮】

〔29〕勞宮屈拳名指取：應作「中指取」。位於掌中橫紋中，第2、第3掌骨之間，輕握拳，中指尖下是穴。

腎經分寸歌

足掌心中是湧泉，然谷內踝一寸前〔30〕，

太谿踝後跟骨上，大鐘跟後踵骨邊〔31〕，

水泉溪下一寸覓，照海踝下四分真，

復溜踝後上二寸，交信後上二寸聯〔32〕，

二穴只隔筋前後，太陰之後少陰前，

築賓內踝上腨分，陰谷膝下屈膝間。

橫骨大赫並氣穴，四滿中注亦相連，

五穴上行皆一寸，中行旁開五分邊，

肓俞上行亦一寸，但在臍旁半寸間。

商曲石關陰都穴，通谷幽門五穴聯，

五穴上下一寸取，各開中行五分前，

步廊神封靈墟穴，神藏彧中俞府安〔33〕，

上行寸六旁二寸，俞府璇璣二寸觀。

【註釋發揮】

〔30〕然谷內踝一寸前：然谷穴位於內踝前下方，足舟骨粗隆下凹陷中。

〔31〕大鐘跟後踵骨邊：大鐘穴在足跟後，跟中大骨

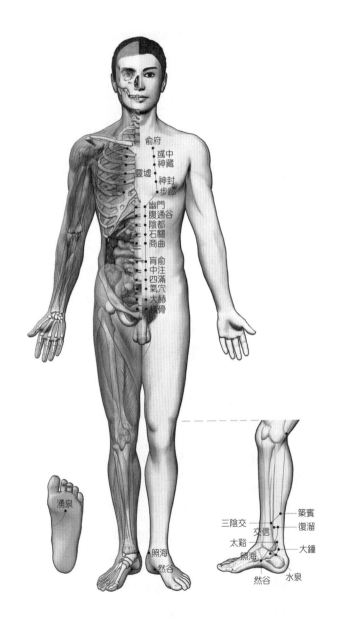

俞府
彧中
神藏
靈墟
神封
步廊
幽門
腹通谷
陰都
石關
商曲
肓俞
中注
四滿
氣穴
大赫
橫骨

湧泉

照海
然谷

築賓
三陰交
交信
復溜
太谿
大鐘
照海
然谷
水泉

腎經

上兩筋間。《醫宗金鑑》註:「踵者,足下面著於地之謂也,俗名腳底板。」此處指跟腱內緣,太谿穴下 5 分稍後處。

〔32〕交信後上二寸聯:交信穴位於內踝上 2 吋,復溜穴前 1 吋。

〔33〕神藏或中俞府安:神藏穴在第 2 肋間隙,前正中線旁開 2 吋。從神藏穴上行 1.6 吋,第 1 肋間隙,亦去前正中線旁開 2 吋是或中穴。或中穴上行至鎖骨下緣,前正中線旁開 2 吋是俞府穴。

三焦經分寸歌

無名外側端關衝,液門小次指〔34〕陷中,
中渚液門上一寸,陽池腕前表陷中,
外關腕後二寸陷,關上一寸支溝名,
外關一寸會宗平,斜上一寸三陽絡,
肘前五寸四瀆稱,天井肘外大骨後,
肘上一寸骨罅〔35〕中。
井上一寸清冷淵,消濼臂肘分肉端,
臑會肩端前二寸,肩髎臑上陷中看,
天髎肩井後一寸,天牖耳下一寸間,
翳風耳後尖角陷,瘈脈耳後青脈看〔36〕,
顱息青絡脈之上,角孫耳上髮下間,
耳門耳前缺處陷,和髎橫動脈〔37〕耳前,
欲覓絲竹空何在,眉後陷中仔細觀。

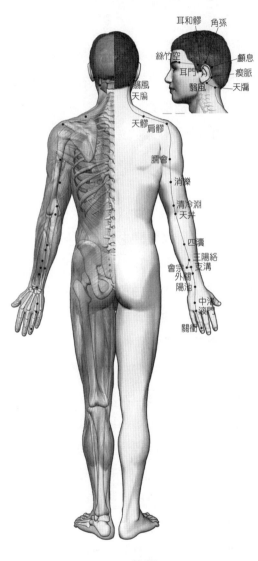

耳和髎　角孫

絲竹空　　顱息
耳門　　瘈脈
翳風　　天牖

翳風
天牖

天髎　肩髎

臑會

消濼

清冷淵
天井

四瀆

三陽絡
會宗　支溝
外關
陽池

中渚
液門

關衝

三焦經

【註釋發揮】

〔34〕小次指：指第4手指，即無名指，又叫小指之次指。

〔35〕骨罅：罅，縫隙。骨罅即骨縫隙。

〔36〕瘈脈耳後青脈看：瘈脈穴在耳廓根後，耳後肌中，有耳後動靜脈，故稱青脈。

〔37〕橫動脈：指顳淺動脈後緣處。

膽經分寸歌

足少陽兮四十三，頭上廿穴分三折，

起自瞳子至風池，積數陳之依次第。

外眥五分瞳子髎，耳前陷中尋聽會，

上行一寸客主人，內斜曲角上頷厭，

後行顱中懸釐穴，曲鬢耳前上髮際，

率谷入髮寸半安，天衝耳後斜二寸，

浮白下行一寸間，竅陰穴在枕骨〔38〕下，

完骨耳後入髮際，量得四分須用記，

本神神庭旁三寸〔39〕，入髮四分耳上系，

陽白眉上一寸許，上行五分是臨泣。

臨後寸半〔40〕目窗穴，正營承靈及腦空，

後行相去一寸五，風池耳後髮陷中。

肩井肩上陷中取，大骨之前寸半明，

淵腋腋下行三寸，輒筋復前一寸行〔41〕，

日月乳下二肋縫，下行五分是穴名。

臍上五分傍九五，季肋夾脊是京門，

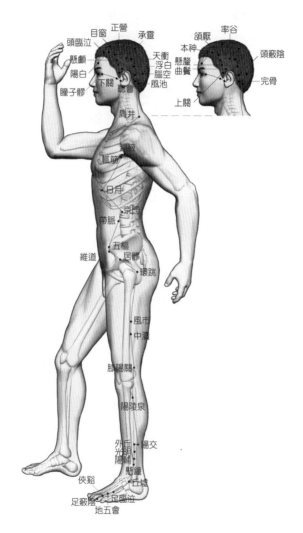

正營
目窗　　承靈　　　率谷
頭臨泣　　　　　頷厭
懸顱　　　　　本神　　頭竅陰
陽白　　天衝　懸釐
　　浮白　曲鬢　　完骨
瞳子髎　下關　腦空
　　　聽會　風池
　　　　上關
肩井
淵腋
輒筋
日月
京門
帶脈
五樞
居髎
維道　　環跳
風市
中瀆
膝陽關
陽陵泉
外丘　陽交
光明
陽輔
懸鐘
俠谿　丘墟
足竅陰　足臨泣
地五會

膽經

季下寸八尋帶脈，帶下三寸穴五樞，

維道章下五三定，維下三寸居髎名，

環跳髀樞[42]宛中陷，風市垂手中指終。

膝上五寸中瀆穴，膝上二寸陽關尋，

陽陵膝下一寸住，陽交外踝上七寸，

外丘外踝七寸同，此系斜屬三陽分，

踝上五寸定光明，踝上四寸陽輔穴，

踝上三寸是懸鐘，丘墟踝前陷中取，

丘下三寸臨泣存，臨下五分地五會，

會下一寸俠谿輪，欲覓竅陰穴何在？

小趾次趾外側尋。

【註釋發揮】

〔38〕枕骨：《醫宗金鑑》註：「枕骨者，腦後骨之下隆起者是也，其骨或棱或平或長或圓不一。」頭竅陰在枕外隆凸外下方。

〔39〕本神神庭旁三寸：本神穴在神庭穴（督脈）旁開3吋，入髮際5分。

〔40〕臨後寸半：應為頭臨泣穴後1吋處。

〔41〕輒筋復前一寸行：輒筋穴在淵腋穴前1吋，第4肋間隙。

〔42〕髀樞：指股骨大轉子。

肝經分寸歌

大敦足大端外側，行間兩趾縫中間，

太衝本節後二寸，中封內踝前一寸，

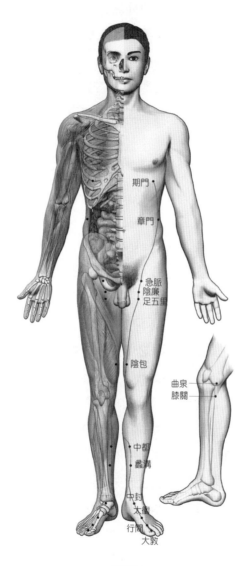

期門

章門

急脈
陰廉
足五里

陰包

曲泉
膝關

中都
蠡溝

中封
太衝
行間
大敦

肝經

蠡溝踝上五寸是，中都上行二寸中，

膝關犢鼻下二寸，曲泉屈膝盡橫紋，

陰包膝上行四寸，氣衝三寸下五里，

陰廉氣衝下二寸，急脈毛際旁二五[43]，

厥陰大絡繫睪丸，章門臍上二旁六，

期門從章斜行乳，直乳二肋端縫已。

【註釋發揮】

〔43〕急脈毛際旁二五：急脈在恥骨聯合下毛際處正
中旁開 2.5 吋。

任脈分寸歌

任脈會陰兩陰間，曲骨毛際陷中安，

中極臍下四寸取，關元臍下三寸連，

臍下二寸名石門，臍下寸半氣海全。

臍下一寸陰交穴，臍之中央即神闕，

臍上一寸為水分，臍上二寸下脘列。

臍上三寸名建里，臍上四寸中脘許，

臍上五寸上脘在，巨闕臍上六寸五，

鳩尾蔽骨[44]下五分，中庭膻下寸六取，

膻中卻在兩乳間，膻上寸六玉堂主，

膻上紫宮三寸二，膻上華蓋四八舉，

膻上璇璣五寸八，璣上一寸天突起，

天突喉下約四寸，廉泉頷下骨尖已，

承漿頤[45]前唇棱下，任脈中央行腹里。

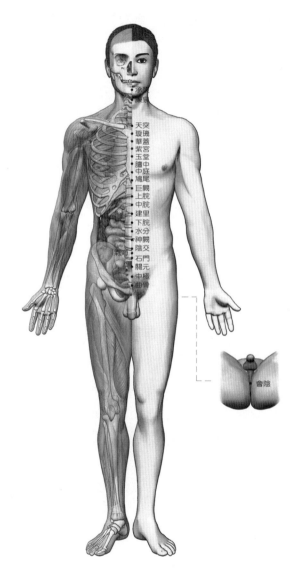

任脈

【註釋發揮】

〔44〕蔽骨：即劍突骨，其質系脆骨，在胸骨之下岐骨之間。

〔45〕頤：腮，頰下。

督脈分寸歌

尾閭骨端是長強，二十一椎腰俞當，

十六陽關十四命，三一懸樞脊中央，

十椎中樞筋縮九，七椎之下乃至陽，

六靈五神三身柱，陶道一椎之下鄉，

一椎之上大椎穴，上至髮際啞門行，

風府一寸宛中取，腦戶二五枕上方，

再上四寸強間位，五寸五分後頂強，

七寸百會頂中取，耳尖前後髮中央，

前頂前行八寸半，前行一尺囟會量，

一尺一寸上星位，前發尺二神庭當，

鼻端準頭素髎穴，水溝鼻下人中藏，

兌端唇上端上取，齦交唇內齒縫鄉。

4. 十四經要穴主治歌

【題解】

十四經要穴主治歌選自《醫宗金鑑》。本歌賦選取了148 個治療範圍廣、療效顯著的腧穴，按頭、胸腹、背、手、足等部位從上到下分述各重點穴的主治病症，對臨床

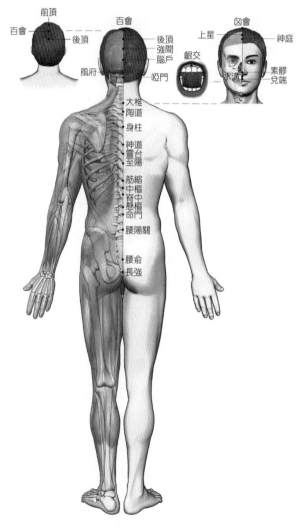

前頂　　　百會　　　　　　　　囟會

百會　　後頂　　　　　上星　　　　　神庭

　　　　　　　　後頂　　　齦交
　　　　　　　　強間
　　　　　　　　腦戶　　　　　　　　　素髎
　　　　風府　　　　　　　水溝　　　兌端
　　　　　　　　啞門

大椎
陶道
身柱
神道
靈台
至陽
筋縮
中樞
脊中
懸樞
命門
腰陽關
腰俞
長強

督脈

應用具有重要的參考價值。

【原文】

（一）頭部

百會主治卒中風，兼治癲癇兒病驚，

大腸下氣脫肛病，提補諸陽氣上升。

神庭主灸羊癲瘋，目眩頭痛灸腦空，

翳風專刺耳聾病，兼刺瘰癧項下生。

上星通天主鼻淵，息肉痔塞灸能痊，

兼治頭風目諸疾，炷如小麥灼相安[1]。

啞門風府只宜刺，中風舌緩不能言，

頸項強急及瘈瘲[2]，頭風百病與傷寒。

頭維主刺頭風疼，目痛如脫淚不明，

禁灸隨皮三分刺，兼刺攢竹更有功。

率谷酒傷吐痰眩，風池主治肺中寒，

兼治偏正頭疼痛，頰車落頰風[3]自痊。

臨泣主治鼻不通，眵矇冷淚雲翳生[4]，

驚癇反視卒暴厥，日晡發瘧[5]脅下疼。

水溝中風口不開，中惡癲癇口眼歪，

刺治風水頭面腫，灸治兒風急慢災。

承漿主治男七疝，女子瘕聚兒緊唇，

偏風不遂刺之效，消渴牙疳灸功深。

迎香主刺鼻失臭，兼刺面癢若蟲行，

先補後瀉三分刺，此穴須知禁火攻。

口眼喎斜灸地倉，頰腫唇弛[6]牙噤強，

失音不語目不閉，動視物目眩眩[7]。

針灸歌賦注釋發揮

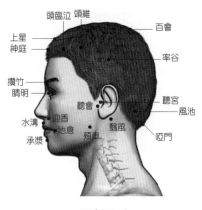

頭部要穴

聽會主治耳聾鳴，兼刺迎香功最靈，

中風瘈瘲喎斜病，牙車脫臼齒根疼。

聽宮主治耳聾鳴，睛明攢竹目昏蒙，

迎風流淚皆癢痛，雀目攀睛白翳生。

【註釋發揮】

〔1〕上星通天主鼻淵……炷如小麥灼相安：上星是治療鼻炎、鼻竇炎的重要穴位，尤其適用灸法，除了歌賦中提到的麥粒灸，臨床用懸灸較為方便，灸時以穴位處的感覺發生變化為度，即上星處的皮膚由不痛到痛，或由痛到不痛。

〔2〕瘈瘲：瘈為筋脈急而縮，瘲為筋脈緩而伸，伸縮交替，手足相引，搐搦不已，發為瘈瘲。《張氏醫通》云：「瘈者，筋脈拘急也；瘲者，筋脈弛縱也，俗謂之抽。」

〔3〕落頰風：指習慣性下頜關節脫臼。

〔4〕臨泣主治鼻不通，眵䁾冷淚雲翳生：臨泣，這裡指足少陽膽經頭臨泣穴，在頭部，當瞳孔直上入前髮際0.5寸，神庭與頭維連線的中點處。眵，指眼屎。䁾，指目眶紅腫。眵䁾，合指眼屎多而紅腫的目疾。

〔5〕日晡發瘧：下午發瘧，多指下午 3—5 時發瘧，即申時發瘧。《傷寒論》中的日晡多指申酉時。

〔6〕唇弛：也叫唇緩，指口唇弛緩不收。

〔7〕瞤動視物目䀮䀮：瞤，形容肌肉、皮膚、身體、眼瞼等處的跳動。䀮䀮，目視不清的樣子。

（二）胸腹部

膻中穴主灸肺癰，咳嗽哮喘及氣癭，
巨闕九種心疼病，痰飲吐水息賁寧。
上脘奔豚與伏梁，中脘主治脾胃傷，
兼治脾痛瘧痰暈，痞滿翻胃盡安康。
水分脹滿臍突硬，水道不利灸之良，
神闕百病老虛瀉，產脹溲難兒脫肛。
氣海主治臍下氣〔8〕，關元諸虛瀉濁遺，
中極下元虛寒病，一切痼冷總皆宜。
膺腫乳癰灸乳根，小兒龜胸灸亦同，
嘔吐吞酸灸日月，大赫專治病遺精。
天樞主灸脾胃傷，脾瀉痢疾甚相當，
兼灸鼓脹癥瘕病，艾火多加病必康。
章門主治痞塊病，但灸左邊可拔根，
若灸腎積臍下氣，兩邊齊灸自然平。

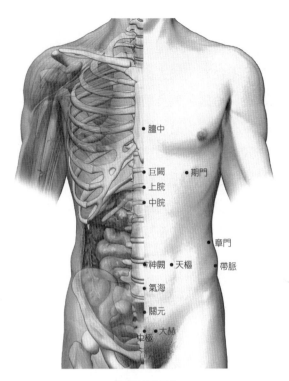

胸腹部要穴

期門主治奔豚病，上氣咳逆胸背疼，

兼治傷寒脅硬痛，熱入血室刺有功。

帶脈主灸一切疝，偏墜木腎盡成功，

兼灸婦人濁帶下，丹田〔9〕溫暖自然停。

【註釋發揮】

〔8〕氣海主治臍下氣：氣海穴位於臍下 1.5 吋，主治元氣不足，小腸氣結，膀胱氣化不利等臍下虛實的一切氣病。

〔9〕丹田：即臍下關元穴，這裡指臍下少腹部位。

（三）背部

腰俞主治腰脊痛，冷痺強急動作難，
腰下至足不仁冷，婦人經病溺赤痊。
至陽專灸黃疸病，兼灸痞滿喘促聲，
命門老虛腰痛證，更治脫肛痔腸風。
膏肓一穴灸勞傷，百損諸虛無不良，
此穴禁針惟宜艾，千金百壯效非常。
大杼主刺身發熱，兼刺瘧疾咳嗽痰，
神道惟灸背上病，怯怯短氣艾火添。
風門主治易感風，風寒痰嗽吐血紅，
兼治一切鼻中病，艾火多加嗅自通。
肺俞內傷嗽吐紅，兼灸肺痿與肺癰，
小兒龜背亦堪灸，肺氣舒通背自平。
膈俞主治胸脅痛，兼灸痰瘧痃癖〔10〕攻，
更治一切失血證，多加艾灼總收功。
肝俞主灸積聚痛，兼灸氣短語聲輕，
更同命門一併灸，能使瞽目復重明。
膽俞主灸脅滿嘔，驚悸臥睡不能安，
兼灸酒疸目黃色，面發赤斑灸自痊。
脾俞主灸傷脾胃，吐瀉瘧痢疸瘕癥，
喘急吐血諸般證，更治嬰兒慢脾風。
三焦俞治脹滿疼，積塊堅硬痛不寧，
更治赤白休息痢，刺灸此穴自然輕。
胃俞主治黃疸病，食畢頭目即暈眩，
瘧疾善饑不能食，艾火多加自可痊。

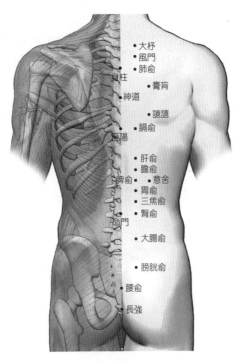

背部要穴

腎俞主灸下元虛，令人有子效多奇，
兼灸吐血聾腰痛，女疸婦帶[11]不能遺。
大腸俞治腰脊疼，大小便難此可通，
兼治泄瀉痢疾病，先補後瀉要分明。
膀胱俞治小便難，少腹脹痛不能安，
更治腰脊強直痛，艾火多添病自痊。
主治久瘧病，五臟瘧灸藏俞[12]平，
意舍主治脅滿痛，兼療嘔吐立時寧。
身柱主治羊癲瘋，咳嗽痰喘腰背疼，
長強惟治諸般痔，百勞穴灸汗津津。

【註釋發揮】

〔10〕痃癖：古病名，與積聚相類。指臍腹偏側或脅肋部時有筋脈攻撐急痛的病症，見《外台秘要‧卷十二》。《太平聖惠方‧卷四十九》：「夫痃癖者，本因邪冷之氣積聚而生也。痃者，在腹內近臍左右，各有一條筋脈急痛，大者如臂，次者如指，因氣而成，如弦之狀，名曰痃氣也；癖者，側在兩肋間，有時而僻，故曰癖。夫痃之與癖，名號雖殊，針石湯丸主療無別。此皆陰陽不和，經絡否隔，飲食停滯，不得宣疏，邪冷之氣，搏結不散，故曰痃癖也。」治宜活血理氣。

〔11〕女疸婦帶：女疸，指《金匱要略》裡女勞疸。婦帶，指婦女帶下。

〔12〕藏俞：指五臟之背俞穴。

（四）上肢部

尺澤主刺肺諸疾，絞腸痧〔13〕痛鎖喉風，
傷寒熱病汗不解，兼刺小兒急慢風。
列缺主治嗽寒痰，偏正頭疼治自痊，
男子五淋陰中痛，尿血精出灸便安。
經渠主刺瘧寒熱，胸背拘急脹滿堅，
喉痺咳逆氣數欠，嘔吐心疼亦可痊。
太淵主刺牙齒病，腕肘無力或痛疼，
兼刺咳嗽風痰疾，偏正頭疼效若神。
魚際主灸牙齒痛，在左灸左右同然，
更刺傷寒汗不出，兼治瘧疾方欲寒。

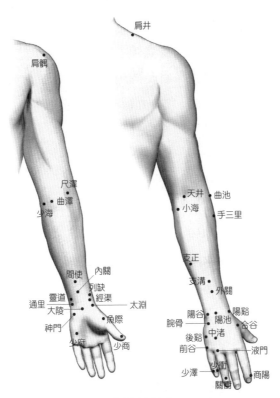

上肢部要穴

少衝主治心膽虛，怔忡癲狂不可遺，

少商惟針雙鵝痺[14]，血出喉開功最奇。

少海主刺腋下瘰，漏肩痺痛羊癲瘋，

靈道主治心疼痛，瘈瘲暴喑不出聲。

通里主治溫熱病，無汗懊憹心悸驚，

喉痺苦嘔暴瘖啞，婦人經漏過多崩。

神門主治悸怔忡，呆痴中惡恍惚驚，

兼治小兒驚癇證，金針補瀉疾安寧。

少府主治久痃癖，肘腋拘急痛引胸，
兼治婦人挺痛癢，男子遺尿偏墜疼。
曲澤主治心痛驚，身熱煩渴肘掣痛，
兼治傷寒嘔吐逆，針灸同施立刻寧。
間使主治脾寒證[15]，九種心疼瘧渴生，
兼治瘰癧生項下，左右針灸自然平。
內關主刺氣塊攻，兼灸心胸脅痛疼，
勞熱瘧疾審補瀉，金針抽動立時寧。
痰火胸疼刺勞宮，小兒口瘡針自輕，
兼刺鵝掌風證候，先補後瀉效分明。
商陽主刺卒中風，暴仆昏沉痰塞壅，
少商中衝關衝少，少澤三棱立回生。
三里三間並二間，主治牙疼食物難，
兼治偏風眼目疾，針灸三穴莫教偏。
合谷主治破傷風，痺痛筋急針止疼，
兼治頭上諸般病，水腫產難小兒驚。
陽谿主治諸熱證，癮疹痂疥亦當針，
頭痛牙痛咽喉痛，狂妄驚中風鬼神。
曲池主治是中風，手攣筋急痛痺風，
兼治一切瘧疾病，先寒後熱自然平。
肩井一穴治仆傷，肘臂不舉淺刺良，
肩髃主治癱瘓疾，手攣肩腫效非常。
少澤主治衄不止，兼治婦人乳腫痛，
大陵一穴何專主，嘔血瘧疾有奇功。
前谷主治癲癇疾，頸項肩臂痛難堪，

更能兼治產無乳，小海喉齦腫痛痊。
腕骨主治臂腕疼，五指諸疾治可平，
後谿能治諸瘧疾，能令癲癇漸漸輕。
陽谷主治頭面病，手膊諸疾有多般，
兼治痔漏陰痿疾，先針後灸自然痊。
支正穴治七情鬱，肘臂十指盡皆攣，
兼治消渴飲不止，補瀉分明自可安。
液門主治喉齦腫，手臂紅腫出血靈，
又治耳聾難得睡，刺入三分補自寧。
中渚主治肢木麻，戰振踡攣力不加，
肘臂連肩紅腫痛，手背癰毒治不發。
陽池主治消渴病，口乾煩悶瘧熱寒，
兼治折傷手腕痛，持物不得舉臂難。
外關主治藏府熱，肘臂脅肋五指疼，
瘰癧結核連胸頸，吐衄不止血妄行。
支溝中惡卒心痛，大便不通脅肋疼，
能瀉三焦相火盛，兼治血脫暈迷生。
天井主瀉瘰癧疹，角孫惟主目翳生，
耳門耳聾聤耳病，絲竹空穴治頭風。

【註釋發揮】

〔13〕絞腸痧：指乾霍亂，又稱攪腸痧。

〔14〕雙鵝痺：指喉痺。

〔15〕脾寒證：有因脾陽衰微，水濕不化，以致陰寒偏勝者；亦有由於過食生冷，脾陽不振者。均可見腹痛隱隱、泄瀉腹脹、四肢清冷、舌淡苔白等症。

（五）下肢部

隱白主治心脾痛，築賓能醫氣疝疼，
照海穴治夜發[16]，兼療消渴便不通。
大都主治溫熱病，傷寒厥逆嘔悶煩，
胎產百日內禁灸，千金主灸大便難。
太白主治痔漏疾，一切腹痛大便難，
痞疸寒瘧商丘主，兼治嘔吐瀉痢痙。
公孫主治痰壅膈，腸風下血積塊疴，
兼治婦人氣蠱病，先補後瀉自然瘥。
三陰交治痞滿堅，痼冷疝氣腳氣纏，
兼治不孕及難產，遺精帶下淋瀝痙。
血海主治諸血疾，兼治諸瘡病自輕，
陰陵泉治脅腹滿，刺中下部盡皆鬆。
湧泉主刺足心熱，兼刺奔豚疝氣疼，
血淋氣痛疼難忍，金針瀉動自安寧。
然谷主治喉痺風，咳血足心熱遺精，
疝氣溫瘧多渴熱，兼治初生兒臍風。
太谿主治消渴病，兼治房勞不稱情，
婦人水蠱胸脅滿，金針刺後自安寧。
陰谷舌縱口流涎，腹脹煩滿小便難，
疝痛陰痿及痺病，婦人漏下亦能痊。
復溜血淋宜乎灸，氣滯腰疼貴在針，
傷寒無汗急瀉此，六脈沉伏即可伸。
大敦治疝陰囊腫，兼治腦衄[17]破傷風，
小兒急慢驚風病，炷如小麥灸之靈。

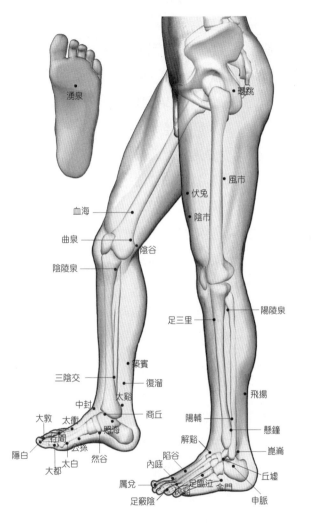

湧泉

環跳

風市

伏兔

陰市

血海

曲泉

陰谷

陰陵泉

陽陵泉

足三里

築賓

三陰交

復溜

太谿

中封

商丘

大敦　太衝

照海

行間

隱白　公孫

然谷

大都　太白

解谿

陷谷

內庭

厲兌　足臨泣　金門

足竅陰　俠谿　申脈

飛揚

陽輔

懸鐘

崑崙

丘墟

委中

承山

下肢部要穴

行間穴治兒驚風，更刺婦人血蠱癥，
渾身腫脹單腹脹，先補後瀉自然平。
太衝主治腫脹滿，行動艱辛步履難，
兼治霍亂吐瀉證，手足轉筋灸可痊。
中封主治遺精病，陰縮五淋溲便難，
鼓脹癭氣隨年灸，三里合灸步履艱。
曲泉癀疝[18]陰股痛，足膝脛冷久失精，
兼治女子陰挺癢，少腹冷痛血瘕癥。
伏兔主刺腿膝冷，兼刺腳氣痛痺風，
若逢穴處生瘡癤，說與醫人莫用功。
陰市主刺痿不仁，腰膝寒如注水侵，
兼刺兩足拘攣痺，寒疝少腹痛難禁。
足三里治風濕中，諸虛耳聾上牙疼，
噎膈鼓脹水腫喘，寒濕腳氣及痺風。
解谿主治風水氣，面腹足腫喘嗽頻，
氣逆發噎頭風眩，悲泣癲狂悸與驚。
陷谷主治水氣腫，善噫痛疝腹腸鳴，
無汗振寒痰瘧病，胃脈得弦瀉此平。
內庭主治痞滿堅，左右繆灸腹響寬，
兼刺婦人食蠱脹，行經頭暈腹疼安。
厲兌主治屍厥證，驚狂面腫喉痺風，
兼治足寒膝臏腫，相偕隱白夢魘靈。
飛揚主治步艱難，金門能療病癲癇，
足腿紅腫崑崙主，兼治齒痛亦能安。
晝發痓證治若何，金針申脈起沉痾，

上牙疼兮下足腫，亦針此穴自平和。

環跳主治中風濕，股膝筋攣腰痛疼，

委中刺血醫前證，開通經絡最相應。

陽陵泉治痺偏風，兼治霍亂轉筋疼，

承山主針諸痔漏，亦治寒冷轉筋靈。

陽輔主治膝痠痛，腰間溶溶似水浸，

膚腫筋攣諸痿痺，偏風不遂灸功深。

風市主治腿中風，兩膝無力腳氣衝，

兼治渾身麻瘙癢，艾火燒針皆就功。

懸鐘主治胃熱病，腹脹肋痛腳氣疼，

兼治腳脛濕痺癢，足指疼痛針可停。

丘墟主治胸肋痛，牽引腰腿髀樞中，

小腹外腎腳腕痛，轉筋足脛不能行。

頸漏腹下馬刀瘡，連及胸脅乳癰瘍，

婦人月經不利病，下臨泣〔19〕穴主治良。

俠谿主治胸脅滿，傷寒熱病汗難出，

兼治目赤耳聾痛，頷腫口噤疾堪除。

竅陰主治脅間痛，咳不得息熱躁煩，

癰疽頭痛耳聾病，喉痺舌強不能言。

【註釋發揮】

〔16〕痓：同痙，病名。指經脈拘攣四肢抽搐症。

〔17〕腦衄：指鼻出血甚者，或口鼻俱出血者。《醫宗金鑑‧雜病心法要訣》：「鼻出血如泉，曰腦衄。」《血證論》：「腦衄者，口鼻俱出血也。也非真從腦髓中來，此不過甚言鼻衄之重，而因名之曰腦衄耳。」

〔18〕癀疝：古代病名，七疝之一。指寒邪侵犯肝經，而致前陰部陰囊睾丸腫大的一種疾病。

〔19〕下臨泣：指足少陽膽經的足臨泣穴。

5. 刺法啟玄歌

【題解】

刺法啟玄歌為六言體歌賦，選自《針灸聚英》，歌中綱領性地提出掌握十二經脈、陰陽、氣血、五行、十干、八節、榮衛、開闔、呼吸補瀉等方面知識的重要性，尤其強調要緊密結合《內經》等醫學典籍，刻苦精研刺法，只有透過反覆實踐，方能精益求精。

【原文】

十二陰陽氣血〔1〕，凝滯全憑針炳〔2〕，

細推十干〔3〕五行，謹按四時八節〔4〕。

出入要知先後，開闔〔5〕慎毋妄別，

左手按穴分明，右手持針親切。

刺榮無傷衛氣，刺衛無傷榮血〔6〕，

循捫引導之因，呼吸〔7〕調和寒熱。

補即慢慢出針，瀉即徐徐閉穴。

發明難素玄微〔8〕，俯仰岐黃秘訣〔9〕，

若能勞心勞力，必定愈明愈哲〔10〕。

譬如閉戶造車，端正出門合轍，

倘逢志士細推，不是知音莫說，

了卻個中規模，便是醫中俊傑。

【註釋發揮】

〔1〕十二陰陽氣血：十二，指十二經脈，是經絡系統的主體，具有表裡經脈相合，與相應臟腑絡屬的特徵。包括手三陰經（手太陰肺經、手厥陰心包經、手少陰心經）、手三陽經（手陽明大腸經、手少陽三焦經、手太陽小腸經）、足三陽經（足陽明胃經、足少陽膽經、足太陽膀胱經）、足三陰經（足太陰脾經、足厥陰肝經、足少陰腎經），也稱為「正經」。

陰陽，是我國古代哲學概念，中醫學中的陰陽學說是古代樸素的辨證思想與醫學實踐相結合的產物，是中醫理論中最重要的內容，常與「五行」並稱「陰陽五行」。陰陽學說即以陰陽的對立與統一、消長與轉化的觀點，說明人與自然界的關係，並概括醫學領域裡的一系列問題。

氣血，氣與血是人體的重要營養物質，氣是運動的，其運動形式不拘於經。氣的主要功能是推動作用、溫煦作用、防禦作用、固攝作用、氣化作用、營養作用，它是臟腑器官功能活動等主要的生命運動形式；氣有元氣、宗氣、營氣、衛氣等多種類別；血由腎精、營氣和津液所生成，是血液生成的物質基礎，血的主要功能是濡養作用、運載作用，是精神活動的物質基礎，血運行於經脈之中。氣與血的關係包括氣能生血、氣能行血、氣能攝血；血能化氣、血能載氣，簡言之為「氣為血之帥」、「血為氣之母」。

〔2〕炳：燒灼，即今之各種灸法。

〔3〕十干：即甲、乙、丙、丁、戊、己、庚、辛、

壬、癸十天干。十天干是中醫運氣學和時間治療學中的重要內容。

〔4〕四時八節：四時即春、夏、秋、冬四季。一天中的旦、晝、夕、夜亦稱四時。八節指立春、立夏、立秋、立冬、春分、秋分、夏至、冬至等 8 個節氣。中醫學認為人的氣血隨四時八節的轉化而發生變化，治療時應與之相應。如《內經》中的「春夏瘦而刺淺，秋冬肥而刺深」等。

〔5〕開闔：針刺補瀉手法之一，是以出針後開、閉針孔以區分補瀉的一種方法。即出針後輕輕按揉，使針孔閉合，不令經氣外洩者為闔，是補法；出針時邊退邊搖，出針後不按揉針孔，使邪氣外出者為開，是瀉法。

「開闔」是針灸臨床上補瀉方法之一，有重要的應用價值，如《素問·生氣通天論》曰：「開闔不得，寒氣從之，乃生大僂。」

〔6〕刺榮無傷衛氣，刺衛無傷榮血：榮通「營」，代表「裡」；衛代表「表」。指出針刺時不要違反針刺深淺原則，針刺深淺，必須適當。《素問·刺要論》亦指出：「刺有淺深，各至其理……深淺不得，反為大害。」

〔7〕呼吸：即呼吸補瀉，針刺手法的一種。患者吸氣時進針，呼氣時出針作為瀉法；呼氣時進針，吸氣時出針作為補法。古代亦有醫家對此提出過異議，如竇材在《標幽賦》中明言：「補瀉之法，非呼吸而在手指。」

〔8〕發明難素玄微：發，發現、發掘。《類經·序》曰：「難者仍未能明，精處仍不能發。」難指《難經》。

素指《素問》。意即發掘闡明《難經》、《素問》中的奧妙理論。玄微，奧妙的理論。

〔9〕俯仰岐黃秘訣：俯仰，這裡引申為鑽研思考。岐，即岐伯，傳說中的古代醫家。黃即黃帝，傳說中中原各族的共同祖先。岐黃秘訣指《內經》中針灸學術理論。

〔10〕哲：聰敏。

6. 行針總要歌

【題解】

行針總要歌見《針灸大成》，基於《靈樞・通天篇》「古之喜用針艾者，視人五態乃治之」的觀點。強調善用針灸醫病者，要重視區分不同類型病人的體質、性格、體態等相關因素，取穴應因人而異，根據患者體質、年齡、性別等不同特點進行選穴施治。

《靈樞・終始篇》說：「凡刺之法，必察其形氣。」在針灸治療時，要根據患者的體質強弱、形體胖瘦、年齡長幼、性別男女等不同情況而選用不同的腧穴與手法。強調針灸治療因人制宜的重要性。

關於針刺禁忌，本文提到「大饑大飽宜避忌，大風大雨亦須容，饑傷榮氣飽傷腑，更看人神俱避之」。一般而言，凡在病邪正盛，診斷不明的情況下，不可濫施針刺。在房事後，大怒、過飽、過餓、酒醉、勞倦、大渴以及大風大雨之時，不是正氣自虛，便是氣機逆亂，因此都不宜針刺。針刺治療中，應使患者情緒安定，飲食起居適宜，

否則就可能發生不良後果。這些都是行針取穴時的一些共性問題。

【原文】

黃帝金針法最奇，短長肥瘦在臨時，

但將他手橫紋處，分寸尋求審用之。

身體心胸或是短，身體心胸或是長，

求穴看紋還有理，醫工此理要推詳。

定穴行針須細認，瘦肥短小豈同群，

肥人針入三分半，瘦體須當用二分，

不肥不瘦不相同，如此之人但著中，

只在二三分內取，用之無失且收功，

大饑大飽宜避忌，大風大雨亦須容，

饑傷榮氣飽傷腑，更看人神俱避之。

妙針之法世間稀，多少醫工不得知，

寸寸人身皆是穴，但開筋骨莫狐疑，

有筋有骨傍針去，無骨無筋須透之。

見病行針須仔細，必明升降闔開〔1〕時，

邪入五臟須早遏〔2〕，祟侵六腑浪翻飛〔3〕，

烏烏稷稷〔4〕空中墜，靜意冥冥起發機〔5〕，

先補真陽元氣〔6〕足，次瀉餘邪九度噓〔7〕，

同身逐穴歌中取，捷法昭然徑不迷。

百會三陽頂之中，五會天滿名相同〔8〕，

前頂之上寸五取，百病能祛理中風，

灸後火燥沖雙目，四畔〔9〕刺血令宣通，

井泉要洗原針穴〔10〕，針刺無如灸有功。

針灸歌賦注釋發揮

前頂寸五三陽前，甄權曾雲一寸言，

棱針出血頭風癒，鹽油揩根〔11〕病自痊。

囟會頂前寸五深，八歲兒童不可針，

囟門未合那堪灸，二者須當記在心。

上星會前一寸斟，神庭星前髮際尋，

諸風灸庭為最妙，庭星宜灸不宜針。

印堂穴並兩眉攢，素髎面正鼻柱端，

動脈之中定禁灸，若然此穴鼻鼾〔12〕酸。

水溝鼻下名人中，兌端張口上唇宮，

齦交二齦中間取，承漿下唇宛內蹤，

炷艾分半懸漿灸，大則陽明脈不隆。

廉泉宛上定結喉，一名舌本立重樓，

同身捷法須當記，他日聲名播九州。

【註釋發揮】

〔1〕升降闔開：《素問‧六微旨大論》：「出入廢則神機化滅，升降息則氣立孤危。故非出入則無生長壯老已，非升降則無以生長化收藏。是以升降出入，無器不有。故器者生化之宇，器散則分之，生化息矣。故無不出入，無不升降。」此處的「升降」是指人體氣機運動的運行方式，就經脈而言，陽經由上而下，陰經由下而上。闔開，指子午流注理論氣血流經此處穴位開及氣血流過此處穴位闔。

〔2〕遏：阻止。邪氣進入五臟六腑已是疾病的緊要關頭，必須及早阻止病勢的發展勢頭，防止繼續傳變。

〔3〕祟侵六腑浪翻飛：是形容邪氣侵犯六腑，其來

勢凶猛，為實證的一種表現。

〔4〕烏烏稷稷：形容鳥飛之狀，言其飛翔在空中忽而飛至忽而離去難以把握，此處用以比喻針之得氣，似動中若隱若現。《素問‧寶命全形論》王冰注云：「烏烏，嘆其氣至。稷稷，嗟其已應。言所針得失，如從空中見飛鳥之往來。」

〔5〕靜意冥冥起發機：冥冥本謂自然界的幽暗深遠，亦指迷信的人所指的有鬼神暗中起作用的境界。比喻人體一些生理、病理的微妙變化。《素問‧八正神明論》說：「觀於冥冥者，言形氣營衛之不形於外，而工獨知之。」發機，《標幽賦》說「伏如橫弩，應若發機」，是形容手持針如弩之待發，經氣聚於針下。全句是指醫生持針在手，如弩之扣機待發，醫生和患者必須專默精誠，不可稍事外顧。

〔6〕元氣：元氣是由元精（父母之精）所化生，由後天水穀精氣和自然界清氣結合而成陰氣（精、血、津、液）與陽氣（衛氣、宗氣、營氣、臟腑之氣、經脈之氣），「氣聚則生，氣壯則康，氣衰則弱，氣散則亡」。陰氣主物質，陽氣主功能，陰陽二氣相互轉化。中醫認為，元氣是生命之本、生命之源，元氣充足則健康，元氣受損則生病，元氣耗盡則死亡。元氣決定著生命的全部，也就是說，元氣充足免疫力就強，從而能戰勝疾病。如果人體元氣不足或虛弱，就不能產生足夠的抗體或免疫力去戰勝疾病，甚至導致死亡。

〔7〕九度噓：九度，表示多次、多數。噓，有吹

出、吐出之意。中醫養生有「六字延壽功」，最早見於《千金方》，《壽親養老新書》、《道元一氣》、《類修要訣》等書都有記載。如四季卻病歌曰：「春噓明月木扶肝，夏至呵心火自閒，秋咽定知金肺潤，腎吹唯要坎中安，三焦嘻卻除煩熱，四季常呼脾化餐，切忌出聲聞口耳，其功尤勝保神丹。」認為「噓」氣能疏肝調節氣機。文中所說「次瀉餘邪九度噓」，是形容行針用瀉法時，要多次反覆噓氣才能瀉出邪氣。

〔8〕五會天滿名相同：五會、天滿均是百會穴的別名。

〔9〕四畔：邊側叫畔，四畔即四邊，相當於經外奇穴四神聰。除四神聰外，頭部的其他穴位如上星、通天等都宜於放血，有通竅瀉熱的作用。

〔10〕井泉要洗原針穴：治中風證灸百會後，如發現火燥沖目時，要刺百會穴之四邊瀉血，然後再以新汲井泉冷水沖洗瀉血的穴位以瀉其火。

〔11〕鹽油揩根：指治療頭風的方法，用三棱針刺囟會等出血，後用鹽油抹於穴上。

〔12〕鼻鼾：即深睡時鼻腔發出的鼾聲。

7. 八脈配八卦歌

【題解】

八脈配八卦歌載於明代《針灸大全》、《楊敬齋針灸全書》。本篇前半部重複歸納了靈龜（飛騰）八法歌的內

容，以提示對八法的重視與強調。後半部則強調每穴的具體操作。

【原文】

乾屬公孫艮內關，巽臨震位外關還，

離居列缺坤照海，後谿兌坎申脈聯。

補瀉浮沉[1]分逆順，隨時呼吸[2]不為難，

仙傳秘訣神針法[3]，萬病如拈立便安。

【註釋發揮】

〔1〕浮沉：指根據人體經氣的浮沉以定針刺的深淺。《難經・第七十難》：「春夏者，陽氣在上，人氣亦在上，故當淺取之；秋冬者，陽氣在下，人氣亦在下，故當深取之。」《難經・第七十六難》：「當補之時，從衛取氣；當瀉之時，從榮置氣。其陽氣不足，陰氣有餘，當先補其陽，而後瀉其陰；陰氣不足，陽氣有餘，當先補其陰，而後瀉其陽，榮衛通行，此其要也。」古人一再強調淺深不得反為大害。

逆順：逆，即迎著經絡循行的方向進行針刺，以及經氣流經本經脈時針刺該經的穴位，又稱迎。順，就是隨著經絡循行方向針刺或經氣流過本經時針刺該經脈的穴位，又稱隨。《難經・第七十二難》：「所謂迎隨者，知營衛之流行，經脈之往來也。隨其順逆而取之，故曰迎隨。」這兩種補瀉方法在臨床仍然有實際意義。

〔2〕隨時呼吸：隨時，指根據不同的時間季節而採用不同的針法，如春夏刺淺而秋冬刺深之類，以及子午流注和靈龜八法等按時間配穴法等。呼吸，指呼吸補瀉而

言。

〔3〕仙傳秘訣神針法：靈龜八法為金元時代針灸大家竇漢卿所宣導，為按時取穴法之一，是將交經八穴納於九宮八卦之數而計時取穴的方法，又稱奇經納卦法。因本法根據經脈氣血流注之盛衰而取穴，故又稱八法流注、流注八法。本法取穴精妙，療效顯著，又稱八法神針。本法所用八穴包括陰經 4 個穴位、陽經 4 個穴位，故俗稱陰陽四針法。

本法的具體應用是將患者來診之日、時干支所代表的基數相加之和，陽日除以 9，陰日除以 6，求出不能除盡的餘數。此餘數即納於九宮八卦之數。所以，要掌握運用本法必須掌握八法逐日干支之基數。

八法逐日干支歌：

甲己辰戌丑未十，乙庚申酉九為期，丁壬寅卯八成就，戊癸巳午七相宜，丙辛亥子亦七數，逐日干支即得知。

八法臨時干支歌：

甲己子午九宜用，乙庚丑未八無疑，丙辛寅申七作數，丁壬卯酉六須知。戊癸辰戌各有五，巳亥單加四共齊，陽日除九陰除六，不及零餘穴下推。

八法歌：

坎一聯申脈，照海坤二五，震三屬外關，巽四臨泣數，乾六是公孫，兌七後谿府，艮八屬內關，離九列缺主。

八法的公式：

（日干＋日支＋時干＋時支）÷9（陽日）（或÷6（陰日））＝商……餘數

以餘數尋八法歌中之穴。如果日時干支數相加之和被9或6除盡，則以9或6代之。例如甲子日戊辰時，甲得10數，子得7數，戊得5數，辰得5數，共27數。此日是陽日，應除二九18數，餘9數，即取離9列缺穴（列缺為主穴，配照海為客穴）。又如乙丑日壬午時，乙得9數，丑得10數，壬得6數，午得9數，共34數。此日是陰日，應除五六30數，餘4數，即取巽4臨泣穴（臨泣穴為主穴，外關為客穴），見表2。

表2　八脈主治表

主穴	所屬經脈	所通八脈	主治	客穴
公孫	脾經	衝脈	心腹五臟病	內關
內關	心包經	陰維脈	心胸脾胃病	公孫
後谿	小腸經	督脈	頭面頸項病	申脈
申脈	膀胱經	陽蹻脈	四肢風邪及癲毒病	後谿
足臨泣	膽經	帶脈	四肢病	外關
外關	三焦經	陽維脈	風寒筋絡皮膚病	足臨泣
列缺	肺經	任脈	心腹脅肋五臟病	照海
照海	腎經	陰蹻脈	臟腑病	列缺

8.百穴法歌

【題解】

百穴法歌選自明代陳會的《神應經》，劉瑾校補，刊

於 1425 年。

百穴法歌按照十四經氣血流注順序，選取五輸穴及常用穴位百餘個，以歌賦的形式闡述腧穴的位置，可供初學者背誦。

【原文】

手之太陰經屬肺，尺澤肘中約紋是[1]，
列缺側腕寸有半[2]，經渠寸口陷脈記[3]。
太淵掌後橫紋頭，魚際節後[4]散脈裡，
少商大指內側尋，爪甲如韭此為美[5]。
手陽明經屬大腸，食指內側號商陽，
本節前取二間定[6]，本節後勿三間忘[7]。
岐骨陷中尋合谷[8]，陽谿腕中上側詳[9]，
三里曲池下二寸，曲池曲肘外輔當，
肩髃肩端兩骨覓[10]，五分俠孔取迎香。
足陽明兮胃之經，頭維本神寸五分[11]，
頰車耳下八分是，地倉俠吻[12]四分臨，
伏兔陰市上三寸，陰市膝上三寸針。
三里膝下三寸取，上廉裡下三寸主，
下廉上廉下三寸，解谿腕上繫鞋處[13]，
衝陽陷谷上三寸，陷谷庭後二寸舉，
內庭次指外間求，厲兌如韭足次趾。
足之太陰經屬脾，隱白大趾內角宜，
大都節前白肉際，太白核骨下陷為[14]。
公孫節後一寸得[15]，商丘踝下前取之，
內踝三寸陰交穴，陰陵膝內輔下施[16]。

手少陰兮心之經，少海肘內節後明，
通里掌後才一寸，神門掌後銳骨精[17]。
手太陽兮小腸索，小指之端取少澤，
前谷外側本節前，後谿節後仍外側。
腕骨腕前起骨下[18]，陽谷銳下腕中得[19]，
小海肘端去五分[20]，聽宮耳珠如菽側[21]。
太陽膀胱何處看，睛明目眥內角畔，
攢竹兩眉頭陷中，絡卻後髮四寸半[22]。
肺俞三椎膈俞七，肝俞九椎之下按，
腎俞十四椎下旁，膏肓四五三分算[23]。
委中膝膕約紋中，承山腨下分肉斷[24]，
崑崙踝下後五分[25]，金門踝下陷中撰[26]。
申脈踝下筋骨間，可容爪甲慎勿亂。
少陰腎兮安所覓？然谷踝前骨下識[27]，
太谿內踝後五分[28]，照海踝下四分的[29]。
復溜內踝上二寸，向後五分太谿直，
手厥陰兮心包絡，曲澤肘內橫紋作。
間使掌後三寸求，內關二寸始無錯，
大陵掌後兩筋間[30]，中衝中指之端度[31]。
手少陽兮三焦論，小次指間名液門，
中渚次指本節後，陽池表腕有穴存。
腕後二寸外關絡，支溝腕後三寸聞，
天井肘上一寸許，角孫耳廓開口分[32]，
絲竹眉後陷中按，耳門耳缺非虛文[33]。
足少陽膽取聽會，耳前陷中分明揣[34]，

針灸歌賦注釋發揮

目上入髮際五分[35]，臨泣之穴於斯在。

目窗泣上一寸存，風池髮後際中論[36]，

肩井骨前看寸半[37]，帶脈肋下寸八分[38]。

環跳髀樞尋宛宛[39]，風市髀外兩筋顯[40]，

陽陵膝下一寸求，陽輔踝上四寸遠。

絕骨踝上三寸從，丘墟踝前有陷中，

臨泣俠谿後寸半，俠谿小次岐骨縫。

厥陰肝經果何處？大敦拇指有毛聚，

行間骨尖動脈中，太衝節後有脈據，

中封一寸內踝前，曲泉紋頭兩筋著[41]。

章門臍上二寸量[42]，橫取六寸看兩旁，

期門乳旁一寸半[43]，直下寸半二肋詳。

督脈水溝鼻柱下，上星入髮一寸者，

百會正在頂之巔，風府後發一寸把。

啞門後髮際五分，大椎第一骨上存，

腰俞二十一椎下，請君仔細詳經文。

任脈中行正居腹，關元臍下三寸錄，

氣海臍下一寸半，神闕臍中隨所欲。

水分臍上一寸求，中脘臍上四寸收，

膻中兩乳中間索，承漿宛宛唇下搜。

【註釋發揮】

〔1〕尺澤肘中約紋是：尺澤，位於肘橫紋中，肱二頭肌腱的橈側。約紋，指肘橫紋。

〔2〕列缺側腕寸有半：手太陰肺經前臂的經穴多位於前臂的掌面橈側，只有絡穴列缺在前臂的橈側緣，即側

腕。約距腕掌橫紋 1.5 吋。但取列缺多用解剖標誌定位，即橈骨莖突上方，當肱橈肌與拇長展肌腱之間。取列缺穴需側腕，拇指向外上方翹起，先取兩筋之間的陽谿穴，在陽谿穴上 1.5 吋橈骨莖突中部的凹陷即列缺穴。一般屈腕此穴凸顯。

〔3〕經渠寸口陷脈記：經渠，位於橈骨莖突與橈動脈之間的凹陷處。寸口陷脈，即腕上 1 吋，橈動脈的搏動處。寸口，是寸、關、尺三部總名。陷，凹陷中，當關部正中。

〔4〕魚際節後：魚際穴在手拇指本節（第 1 掌指關節）後凹陷處，約當第 1 掌骨中點。

〔5〕此為美：恰到好處。

〔6〕本節前取二間定：二間位於本節前方，取之需微握拳，在手食指本節（第 2 掌指關節）前，橈側凹陷處。

〔7〕本節後勿三間忘：三間在本節（第 2 掌指關節）後方，橈側凹陷處。

〔8〕岐骨陷中尋合谷：岐骨，指第 1、第 2 掌骨。合谷穴位於手背，第 1、2 掌骨間，當第 2 掌骨橈側的中點處。

〔9〕陽谿腕中上側詳：陽谿穴在腕背橫紋橈側，手拇指向上翹起時，當拇短伸肌腱與拇長伸肌腱之間的凹陷中。

〔10〕肩髃肩端兩骨覓：肩髃在肩部三角肌上，臂外展，或向前平伸時，當肩峰前下方凹陷處。兩骨，指肩峰

與肱骨大結節。

〔11〕頭維本神寸五分：頭維，位於神庭穴旁開 4.5 寸。本神，為膽經腧穴，位於前髮際正中直上 0.5 吋，神庭穴旁開 3 吋。

〔12〕俠吻：口角兩旁。俠，通「夾」，意為從兩旁通過。吻，這裡指口角。

〔13〕解谿腕上繫鞋處：繫指扣、打結。解谿在足背橫紋處，恰為鞋帶打結的地方。

〔14〕太白核骨下陷為：核骨，是指第 1 蹠趾關節內側的圓形突起，因形如果核，故稱核骨。太白穴位於足內側緣，當足大趾本節（第 1 蹠趾關節）後下方赤白肉際凹陷處。

〔15〕公孫節後一寸得：公孫，在足內側緣，當第 1 蹠骨基底的前下方，約當本節後 1 吋處。

〔16〕陰陵膝內輔下施：輔，即輔骨。輔下，即脛骨內側髁。陰陵泉穴位於小腿內側，當脛骨內側髁後下方凹陷處。

〔17〕神門掌後銳骨精：銳骨，指豌豆骨，尺側腕屈肌腱的止點。神門，位於腕部，腕掌側橫紋尺側端，尺側腕屈肌腱的橈側凹陷處。

〔18〕腕骨腕前起骨下：起骨下，指鉤骨之下。腕骨穴在手掌尺側，當第 5 掌骨基底與鉤骨之間的赤白肉際凹陷處。

〔19〕陽谷銳下腕中得：銳下，指三角骨。陽谷在手腕尺側，當尺骨莖突與三角骨之間的凹陷處。

〔20〕小海肘端去五分：肘端，即肘尖。小海穴在肘內側，當尺骨鷹嘴與肱骨內上髁之間凹陷處，約當尺骨鷹嘴內 5 分處。

〔21〕聽宮耳珠如菽側：菽，豆類。《本草綱目》：「豆，菽，皆莢穀之總稱也。」亦專指大豆。耳珠，為耳屏。即指聽宮穴在如赤小豆大的耳屏前。

〔22〕絡卻後髮四寸半：目前，絡卻的定位是在頭部，當前髮際正中直上 5.5 吋，旁開 1.5 吋。

〔23〕膏肓四五三分算：四五，指第 4 與第 5 胸椎之間。三分，即距脊中 3 吋。膏肓穴在背部當第 4 胸椎棘突下，旁開 3 吋。

〔24〕承山腨下分肉斷：腨，指腓腸肌。承山穴在小腿後面正中，當伸直小腿或足跟上提時，腓腸肌肌腱下出現尖角凹陷處。

〔25〕崑崙踝下後五分：崑崙位於足部外踝後方，當外踝尖與跟腱之間的凹陷處。

〔26〕金門踝下陷中撰：金門在足外側，當外踝前緣直下，骰骨下緣處。

〔27〕然谷踝前骨下識：踝前骨，是指舟骨。然谷穴在足內踝下方，足舟骨粗隆下緣凹陷處。

〔28〕太谿內踝後五分：太谿在足內側，內踝後方，當內踝尖與跟腱之間的凹陷處，約當內踝後 5 分處。

〔29〕照海踝下四分的：照海在足內側，內踝尖下方凹陷處，約當踝下 4 分處。

〔30〕大陵掌後兩筋間：兩筋間是指掌長肌腱與橈側

腕屈肌腱之間。大陵在掌後橫紋兩筋之間。

〔31〕中衝中指之端度：中衝在手中指末節尖端中央。度，指推測、尋找、測量。

〔32〕角孫耳廓開口分：目前，角孫的定位是在頭部，折耳郭向前，當耳尖直上入髮際處。

〔33〕耳門耳缺非虛文：耳缺，指耳前起肉陷凹處，即屏上切跡。意為耳門穴在耳前小瓣之中央缺陷中並非虛假。

〔34〕耳前陷中分明揣：耳前陷中，是指屏間切跡。聽會當耳屏間切跡的前方，下頜骨髁突的後緣，張口有凹陷處。

〔35〕目上入髮際五分：目上，是指瞳孔直上。頭臨泣當瞳孔直上入前髮際 0.5 吋，神庭與頭維連線的中點處。

〔36〕風池髮後際中論：髮後，是指枕骨後。風池穴當枕骨之下，與風府相平，胸鎖乳突肌與斜方肌上端之間的凹陷處。

〔37〕肩井骨前看寸半：目前，肩井的定位是前直乳中，當大椎與肩峰端連線的中點上。

〔38〕帶脈肋下寸八分：帶脈在章門穴下 1.8 吋，即季脅下 1.8 吋。

〔39〕環跳髀樞尋宛宛：髀樞，是指股骨大轉子。宛宛，指窩兒、凹處。環跳在股外側部，側臥屈股，當股骨大轉子最凸點與骶管裂孔連線的外 1/3 與中 1/3 交點處。

〔40〕風市髀外兩筋顯：兩筋，是指股外側肌和股中

間肌。風市在大腿外側部的中線上，當膕橫紋上 7 吋，當直立垂手時，中指尖處。

〔41〕曲泉紋頭兩筋著：曲泉位於半腱肌和半膜肌止端。

〔42〕章門臍上二寸量：第 11 肋游離端約當臍上 2 吋處。目前，章門的定位在側腹部，當第 11 肋游離端的下方。

〔43〕期門乳傍一寸半：目前，期門的定位是在胸部，當乳頭直下，第 6 肋間隙，距前正中線旁開 4 吋。

9. 銅人指要賦

【題解】

銅人指要賦選自《凌門傳授銅人指穴》，作者不詳。本賦主要包括憑脈辨證、隨證施針、行針手法、呼吸補瀉、腧穴的配伍方法以及經氣的流注等內容。強調「先脈訣病」。這是現代針灸學者值得借鑑之處。

【原文】

行針之士，要辨浮沉，脈明虛實，針別淺深，經脈絡脈之別，巨刺繆刺[1]之分。經絡閉塞，須用砭針，疏導臟腑，寒溫必明。淺深補瀉，經氣之正，自有常數[2]，漏水百刻[3]，五十度周[4]，經絡流注，各應其時。先脈訣病，次穴蠲病，左手掐穴，右手置針[5]，刺榮無傷衛，刺衛無傷榮。氣悍則針小而入淺，氣澀則針大而入深，氣滑出疾，氣澀出遲[6]，深則欲留，淺則欲疾，候

其氣至，心辨於針，徐而疾者實，疾而遲者虛〔7〕。虛則實之，滿則洩之，菀陳則除之〔8〕，邪盛則虛之。刺虛者須其實〔9〕，刺實者須其虛〔10〕，經氣已至，慎守勿失，謹守其法，勿更變也。

【註釋發揮】

〔1〕巨刺繆刺：巨刺與繆刺均為左病刺右，右病刺左的一種刺法。不同的是繆刺刺絡，巨刺刺大經。一般經脈位置較深，刺其經主要在於取氣；絡脈分佈淺，刺其絡主要在於取血，以瀉血瀉熱。

〔2〕常數：指腧穴針刺深度、補瀉方法等都有定數。

〔3〕漏水百刻：漏水，亦稱漏刻，是古代的一種計時器。漏水百刻，這裡借指時間。

〔4〕五十度周：《難經‧第一難》：「漏水百刻，榮衛行陽二十五度，行陰二十五度。」周，指圈，周匝。五十度周，意為一天一夜，脈氣行五十圈。

〔5〕左手搯穴，右手置針：即左手為押手，右手為刺手，雙手配合進針。

〔6〕氣滑出疾，氣澀出遲：氣滑，指虛證，應快速出針；氣澀為實證，應緩慢出針。

〔7〕徐而疾者實，疾而遲者虛：徐而疾者實，是進針慢，出針快而使其實，為補法；疾而遲者虛，是進針快，出針慢而使其虛，為瀉法。

〔8〕菀陳則除之：菀，指積滯；陳，指久遠。菀陳即氣血鬱積日久的病症，可用瀉血的方法清除瘀滯。

〔9〕刺虛者須其實：實，充實。刺虛證要用補法，

使正氣充實。

〔10〕刺實者須其虛：虛，衰退。刺實證要用瀉法，使邪氣衰退。

【原文】

賊邪新客，未有定處，推之則前，引之則至，其來不可逢，其往不可追〔11〕，損其有餘，補其不足，先去血脈〔12〕，而後調之，無問其病，以平為期〔13〕。若有若無，若得若失，五臟以定，九候以備〔14〕，診脈病明，行針疾癒，眾脈不見〔15〕，眾凶不聞〔16〕，外內相得，無以形先〔17〕，可玩往來〔18〕，乃施於人。

手動若務〔19〕，針耀而勻〔20〕，伏如橫弩，起如發機〔21〕。見其烏烏，見其稷稷〔22〕，從見其飛，不知其誰〔23〕，靜意是義〔24〕，觀適之變〔25〕，是謂冥冥〔26〕。莫知其形，如臨深淵，手如握虎〔27〕，如待所貴，不知日暮〔28〕。其氣已至，適而自護〔29〕。五虛勿近，五實不遠〔30〕，捫而循之〔31〕，切而散之〔32〕，推而按之〔33〕，彈而怒之〔34〕，爪而下之〔35〕，通而取之〔36〕。

【註釋發揮】

〔11〕其來不可逢，其往不可追：追，指「瀉」。見《靈樞・小針解》：「其往不可追者，氣虛不可瀉。」氣盛不可用補法，氣虛不可用瀉法，否則會導致氣血盡傷而邪氣不除之惡果。

〔12〕先去血脈：去，祛除。首先祛除血脈中的瘀滯。張介賓說：「凡有瘀血在脈而為壅塞者，必先刺其壅滯，而後可調虛實也。」

〔13〕以平為期：以脈氣平和為準。

〔14〕九候以備：《針灸甲乙經·卷五》作「九候已明」。王冰註：「先定五臟之脈，備循九候之診，而有太過不及者，然後乃存意用針之法。」九候，寸口脈分寸、關、尺三部，每部各以輕、中、重的指力相應分為浮、中、沉三候，共為九候。

〔15〕眾脈不見：眾脈，指真臟死脈。意為要注意是否有真臟脈。

〔16〕眾凶不聞：楊上善說：「諸病聲候不聞於外，內外相得為真，不為形之善惡為候也。」王冰註：「眾凶，謂五臟相乘，內外相得，言形氣相得也。」意為要注意是否有五臟敗絕的現象出現。

〔17〕外內相得，無以形先：先，是優先之意。不要以外形的表現為依據，應注重形氣是否相合，結合掌握經脈氣血往來情況判斷病情。

〔18〕可玩往來：往，在《太素·卷十九》中作「攬」。王冰註：「玩，謂玩弄，言精熟也。」此句意思是以上方法，皆精熟於心，方可施針。

〔19〕手動若務：動針要專心致志。楊上善說：「手轉針時，專心一務。」

〔20〕針耀而勻：王冰註：「針耀而勻，謂針形光淨而上下勻平。」即針要勻挺，光耀清潔。

〔21〕伏如橫弩，起如發機：橫弩，橫弓待發。發機，發動弓上之機括。指留針候氣時，如橫弩之待發，氣應時，則當迅速行補瀉法。《內經·素問》王冰註：「血

氣之未應針，則伏如橫弩之安靜；其應針也，則起如發機
之迅疾。」

〔22〕見其烏烏，見其稷稷：烏烏，雲集貌。稷稷，
繁茂貌。意為氣至如鳥一樣雲集，氣盛如稷一樣繁茂。
《類經・針刺類》註：「烏烏，言氣至如鳥之集也。稷稷，
言氣盛如稷之繁也。」

〔23〕從見其飛，不知其誰：知，作見解。誰，作雜
解。形容氣之來者，如見鳥之起飛，而不見其雜。即善用
針者，妙見針下氣之虛實，了然不亂。

〔24〕靜意是義：意，似為息之誤。義或通「儀」，
即儀容。意為針刺時應靜心觀察病人的呼吸、儀容、神色
變化。

〔25〕觀適之變：適，指至，到達的意思。觀察進針
之後，氣至的情況。

〔26〕冥冥：幽隱，無形貌。《類經・針刺類・寶命
全形五虛勿近五實勿遠》註：「冥冥，幽隱也。莫知其
形，言血氣之變不形於外，惟明者能察有於無，即所謂觀
於冥冥焉。」

〔27〕如臨深淵，手如握虎：喻行針時應全神貫注，
謹慎小心不能大意。《內經・素問》新校正云：「如臨深
淵者，不敢惰也；手如握虎者，欲其壯也。」

〔28〕如待所貴，不知日暮：貴，舊稱地位高的人。
指候氣如對待貴客，不計較時間的早晚，以得氣為目的。
《太素・真邪補瀉》註：「伺氣如待情之所貴之者，以得
為期。」

〔29〕適而自護：適，調適。護，慎守。適而自護即得氣時，要謹慎地守護，方能達到預期效果。《素問·寶命全形論篇》載：「經氣已至，慎守勿失。」亦是說明守氣的重要。

〔30〕五虛勿近，五實不遠：《素問·玉機真藏論》雲：「脈盛，皮熱，腹脹，前後不通，悶瞀，此謂五實。脈細，皮寒，氣少，洩利前後，飲食不入，此謂五虛。」《素問·注證發微》註：「五虛勿可以近速，恐實邪之尚留；五實勿可以遲遠，恐正虛之難復。」虛，為真氣不足。勿，近意為不要輕易針刺。近，接近，引申為針刺。不遠，不要放棄。遠，疏遠，避開。意指虛者氣難復，故不可草率治療；實者氣易至，故不可輕易放棄。

〔31〕捫而循之：《內經·素問》王冰註：「捫循謂手摸……捫而循之，欲氣舒緩。」

〔32〕切而散之：《內經·素問》王冰註：「切，謂指按也……切而散之，使經脈宣散。」

〔33〕推而按之：《類經·針刺類》註：「再以指揉按其肌膚，欲針道之流利也。」

〔34〕彈而怒之：怒，指起狀。指用手彈以使腧穴處脈氣滿盈。《類經·針刺類》註：「以指彈其穴，欲其意有所注則氣必隨之，故脈絡滿如怒起也。」

〔35〕爪而下之：《廣韻·肴韻》註：「爪，爪掐。」《類經·針刺類》註：「以左手爪甲掐其正穴，而右手方下針也。」

〔36〕通而取之：即脈氣流通後，針去其邪。《類經·

針刺類》註：「下針之後，必候氣通，以取其疾。」

【原文】

陰募在腹，陽俞在背[37]，臟病取原，腑病取合。臟俞治臟病，腑募治腑病。出入導氣，補瀉同精[38]。善行水者，不能注水，善穿地者，不能鑿凍[39]，權衡以平[40]，氣口成寸，以決死生[41]。

飲食入胃，游溢精氣，上輸於脾；脾氣散精，上歸於肺，通調水道，下輸膀胱；食氣入胃，散精於肝，淫[42]氣於筋；食氣入胃，濁氣[43]歸心，淫精於肺。五勞五痺[44]，九氣七情[45]，六淫六腑[46]，九竅九州[47]，四氣三因[48]，傷風傷寒，雜病奇病，婦人小兒，盛則瀉之，虛則補之，不盛不虛，以經取之[49]。

【註釋發揮】

〔37〕陰募在腹，陽俞在背：《素問·金匱真言論篇》：「背為陽，腹為陰。」募穴在胸腹部，故說陰募在腹；俞穴在背部，故說陽俞在背。

《難經·第六十七難》：「陰病行陽，陽病行陰，故令募在陰，俞在陽。」

〔38〕補瀉同精：精，精氣、正氣。補瀉不同，以平為期。

〔39〕善行水者，不能注水，善穿地者，不能鑿凍：《靈樞·刺節真邪篇》：「善行水者，不能注水，善穿地者，不能鑿凍，善用針者，亦不能取四厥。血脈凝結堅搏，不往來者，亦未可即柔，故行水，必待天溫，冰釋凍解，而水可行，地可穿也。人脈猶是也。」張志聰註：

「謂氣隨天地之寒暑出入，非人力之所強也。」

行，指疏理調暢。注，指水流行。穿，指穿孔、通過。鑿，打孔，挖掘。謂必待天時人和。

〔40〕權衡以平：權，秤錘。衡，平的意思。權衡，即平衡。此句即言脈浮沉出入，陰陽和平之象。

〔41〕氣口成寸，以決死生：氣口，亦稱「寸口」，診脈部位。

張景岳註：「氣口之義，其名有三：手太陰，肺經脈也，肺主氣，氣之盛衰見於此，故曰氣口；肺朝百脈，脈之大會聚於此，故曰脈口；脈出太淵，其長一寸九分，故曰寸口。是名雖三，其實則一耳。」決，判斷、決定。即從寸口脈，可判斷病人的情況。

〔42〕淫：輸注。《素問‧經脈別論》：「食氣入胃，濁氣歸心，淫精於脈。」高士宗註：「淫，浸灌也。」

〔43〕濁氣：水穀精微之氣。

〔44〕五勞五痺：五勞，五種致病因素，多指志勞、思勞、心勞、憂勞、疲勞，亦指肺勞、肝勞、心勞、脾勞、腎勞。五痺，多指筋痺、脈痺、肌痺、皮痺、骨痺，亦指風痺、寒痺、濕痺、熱痺、氣痺等。

〔45〕九氣七情：九氣，九種氣病。《素問‧舉痛論》：「百病生於氣也，怒則氣上，喜則氣緩，悲則氣消，恐則氣下，寒則氣收，炅則氣洩，驚則氣亂，勞則氣耗，思則氣結，九氣不同，何病之生？」其中炅，即暑熱，勞指過勞，由七情過激引致氣機紊亂的疾患。七情：指喜、怒、憂、思、悲、恐、驚等情志活動。

〔46〕六淫六腑：六淫，指風、寒、暑、濕、燥、火6 種病邪。六腑，指膽、胃、大腸、小腸、三焦、膀胱 6個器官。

〔47〕九竅九州：九竅，指頭部七竅及前、後陰。九州，傳說中的中原上古行政區劃，起於春秋戰國時代，說法不一。

《書・禹貢》作冀、兗、青、徐、揚、荊、豫、梁、雍等九州。王冰註：「然地有九州，人有九竅，精神往復，氣與參同，故曰九州九竅也。」

〔48〕四氣三因：四氣，指寒、熱、溫、涼。三因，為古代三類病因的合稱，即內因、外因、不內外因。

〔49〕以經取之：意即不實不虛的本經病變，應取本經腧穴治療。

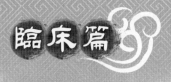

1. 回陽九針歌

【題解】

回陽九針歌始載於明代著名針灸學家高武所著的《針灸聚英》中，後又被《針灸大成》等很多針灸著作和文獻轉載。

《內經》經文中有「陽氣者，若天與日，失其所則折壽而不彰」，強調陽氣對於人體生命活動的重要性。始於明代的溫病學說，也強調陽氣為生命之本，認為「存得一分陽氣，便有一分生機」。

回陽九針是指當患者處於危篤狀態，出現亡陽、亡陰，生命垂危狀態時，當急施九針以回陽救逆。九針確切應該稱九穴，包括啞門、勞宮、三陰交、湧泉、太谿、中脘、環跳、足三里和合谷，這些腧穴針感強，對某些急症、危症能達到見效迅速、回陽救逆之效，是臨床急救的常用穴位配方。

【原文】

啞門勞宮三陰交，湧泉太谿中脘接，

環跳三里[1]合谷併，此是回陽[2]九針穴[3]。

【註釋發揮】

〔1〕三里：即足三里穴。

〔2〕回陽：即回陽救逆。

〔3〕九針穴：指本歌賦載穴總數為 9 個。軀幹部任、督二脈的中脘、啞門總調陰陽；手足陽明之合谷、足三里益氣助陽；足少陰、太陰經之太谿、三陰交調補陰血；手厥陰、足少陰之勞宮、湧泉寧心醒神開竅；足少陽之環跳更助通經脈、振有氣機，最終達到協調陰陽、回陽救逆之功效。

臨床用於癔症昏厥，另外治療鬱證也很有療效。

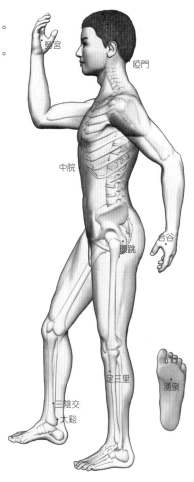

九穴

2. 四總穴歌

【題解】

四總穴指列缺、合谷、足三里、委中 4 個特效腧穴，四總穴對頭項、面口、肚腹、腰背等部位所出現的病症，不論虛、實、寒、熱，發作急暴與緩慢，皆有較好的療效，是遠端循經取穴的典範。

總，有總括、概括之意。

本歌賦依據《靈樞・終始篇》「從腰以上者，手太陰陽明皆主之；從腰以下者，足太陰陽明皆主之」演變而來，最先載於《針灸大全》，多數學者認為是明代朱權在《乾坤生意》中所創，在《針灸聚英》、《針灸大成》等書籍中均有收錄。

【原文】

肚腹[1]三里[2]留，
腰背[3]委中[4]求，
頭項[5]尋列缺[6]，
面口合谷收[7]。

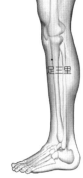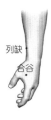

四總穴

【註】

後世醫家補充兩句：

痠痛[8]取阿是，
胸脅[9]內關謀。

【註釋發揮】

〔1〕肚腹：《內經》：「大小腸皆屬於胃。」肚腹指整個腹腔部分，為脾、胃、大腸、小腸和三焦所居之所。

〔2〕三里：是足陽明胃經的合穴足三里，該穴為土經中的土穴，有統治一切脾胃疾患的作用。

凡腸胃功能失調，運化失職所導致的一切病症都可取足三里穴治療，足三里是維護「後天」消化功能正常的重要保健穴。

〔3〕腰背：脊背部及腰部，為足太陽膀胱經循行所經之處，為膀胱經經氣調控範疇。

〔4〕委中：別名郄中、血郄。位於膝膕窩的正中，

是足太陽膀胱經循行在項背部及腰部兩條支脈的會合處，具有舒筋活絡、疏風止痛、調氣和血、清熱解毒、強身壯筋骨等功效，為治療腰背疾患遠端首選要穴。實證用瀉法或點刺出血，瀉熱開鬱，療效顯著。虛證針刺用補法或灸法，有強腰壯脊、扶正培元的功效。

〔5〕頭項：指頭痛兼頸項強痛。

〔6〕列缺：為手太陰肺經絡穴，列缺「一穴通兩經」，別走於手陽明大腸經，手陽明經由手走頭。刺列缺是表裡取穴，為從陰引陽之法。

肺主一身之皮毛，主宣發司腠理之開闔，善於開竅化痰濁。風寒襲表，內合於肺，而致惡寒發熱、頭項強痛等症，取列缺疏風散寒，宣導氣血，宣肺解表，治療頭項強痛等外感病症。

〔7〕面口合谷收：面部及口齒為手陽明大腸經循行之處，其絡脈也循行於頰、齒，其經筋亦循行於面口部，為此頭面五官及唇齒部位疾患，可取大腸經腧穴治療。合谷為大腸經之原穴，具有清熱解表，活血行氣作用，治療頭面五官及唇齒部位疾患，是遠端循經取穴的典範。

〔8〕疼痛：泛指多種疼痛。阿是穴又叫「天應穴」，係古代稱作「以痛為俞」的局部取穴法。

〔9〕胸脅：指前胸和兩腋下肋骨部位的病症。內關屬手厥陰心包經絡穴，又是八脈交會穴之一，通於陰維脈，「陰維為病苦心痛」，凡是胸、心、胃之類疾患，均可取內關治之。

3. 行針指要歌

【題解】

行針指要歌選自明代高武的《針灸聚英》，歌中列舉了治療風、水、結、勞、虛、氣、嗽、痰、吐等臨床上常見的 9 種病症的有效處方，充分體現了中醫辨證論治的基本思想，是進行針灸治療時配穴處方的準則，故稱為行針指要歌。

楊繼洲的《針灸大成》中原文轉載了此歌，但在「針風」，「針勞」取穴上作了更改，使之臨床療效更好。現在針灸醫著中，亦有原文引用此歌者。

【原文】

或針風〔1〕，先向風門氣海中〔2〕。

或針水〔3〕，水分俠臍上邊取〔4〕。

或針結〔5〕，針著大腸瀉水穴〔6〕。

或針勞〔7〕，須向風門及膏肓〔8〕。

或針虛〔9〕，氣海丹田委中奇〔10〕。

或針氣，膻中一穴分明記〔11〕。

或針嗽，肺俞風門須用灸〔12〕。

或針痰，先針中脘三里間〔13〕。

或針吐，中脘氣海膻中補〔14〕。

翻胃吐食一般針〔15〕，針中有妙少人知。

【註釋發揮】

〔1〕或針風：針，為以針或灸治療之意，非單指針刺。風，指邪氣在表之證。

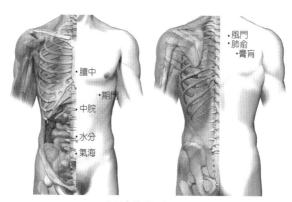

行針指要穴 1

〔2〕先向風門氣海中：中醫對風的認識廣泛，總分為內風和外風。針灸治療風證的穴位有：風門、風市、風府、風池以及翳風，外風用風門、翳風、風市，內風用風池、風府。本條風門與氣海配伍的處方主要是針對外風，而《針灸大成》改此條為：「或針風，先向風府百會中」，則主要是對內風而

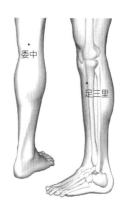

行針指要穴 2

設，其病機在於肝腎陰虛，水不涵木，肝風循經脈直衝於巔頂。故《素問・太陰陰陽論篇》說：「傷於風者上先受之。」此之謂也。

〔3〕水：此指因水液代謝失常，水氣積聚而引起的水腫類疾患。

〔4〕水分俠臍上邊取：指任脈水分穴在臍上 1 吋處。俠臍，是指離臍很近。水分穴在下脘與臍之間，具有

溫補脾陽、運化水濕的功效。治療水濕內停、腹大臍盈的水腫病，應以灸為主。在該穴連續施灸數十壯，可使小便暢通，以洩水消腫。《銅人腧穴針灸圖經》中曾載：「水分穴治患水腫者禁針，針之水盡即死。」但臨床不必拘泥此說，對於下肢水腫的病人水分常配伍陰陵泉。

〔5〕結：結在中醫學文獻中有多種含義：

①結扣，如《靈樞・九針十二原篇》：「猶雪汙也，猶解結也。」

②束，綁，如《素問・至真要大論篇》：「膕如結，腨如裂。」

③結聚，連結，如《靈樞・經筋》：「足太陽之筋，起於足小趾，上結於踝。」

④凝結，如《素問・六元正紀大論篇》：「大寒乃至，川澤嚴凝，寒霧結為霜雪，甚則黃黑昏翳。」

⑤指脈象，如《素問・平人氣象論篇》：「結而橫，有積矣。」

⑥屈曲，如《靈樞・本臟篇》：「六腑亦有大小長短厚薄結直緩急。」

⑦氣血鬱滯，如《靈樞・陰陽二十五人篇》：「結而不通者，此於身皆為痛痺。」指病邪蘊結於經脈，阻礙氣血運行之證。

《素問・水熱學論篇》有：「腎者，胃之關也，關門不利，故聚水而從其類也。上下溢於皮膚，故為浮腫。浮腫者，聚水而生病也。」腎陽不足，臨床上表現為關門不利，聚水從其類之水腫、便秘。

〔6〕針著大腸瀉水穴：《內經》有：「粕門亦為五臟使，水穀不得久留。」古有瀉大便治水腫分利水濕之法，大腸經穴瀉水治療水腫正是此意。考大腸經穴中，具有上清下利作用的穴位首推大腸經的絡穴偏歷，如《標幽賦》載：「刺偏歷利小便，醫大人水蠱。」偏歷穴有益肺開通大腸結集、利水消腫的作用。

〔7〕勞：為慢性疾患，多由虛損積漸而成。久病則虛，虛極則勞。勞者有五，有病因之五勞和病症之五勞。如《內經》中有病因之五勞：久視傷血，久臥傷氣，久坐傷肉，久立傷骨，久行傷筋，是謂五勞所傷。《虛損啟微》中載為病之五勞：一曰肺勞，短氣面浮，鼻不聞香臭；二曰肝勞，面目乾黑，口苦精神不守，能獨臥，目視不明；三曰心勞，忽忽喜忘，大便苦難，或時鴨溏，口內生瘡；四曰脾勞，舌本苦直，不得咽唾；五曰腎勞，背難俯仰，小便不利，色赤黃而有餘瀝，莖內痛，陰囊濕生瘡，小腹滿急。又有志勞、思勞、心勞、憂勞、瘦勞，亦名五勞。文中之「勞」當為病症之勞，指肺癆而言，又名「傳屍」，相當於肺結核病。

〔8〕須向風門及膏肓：風門穴有祛風、清熱平喘、扶陽固衛之功，膏肓穴主治各種虛勞症，善於滋陰清熱。風門與膏肓配伍可發揮滋陰潤肺、清熱平喘的功效。《千金方》曰：「膏肓穴無所不治。」《針灸大成》改此條為：「須向膏肓及百勞。」百勞穴首見於宋《針灸資生經》，但無定位；明《針灸大全》云「即大椎穴」。

近代將大椎旁 1 吋以及項部，當大椎穴直上 2 吋，後

正中線旁開 1 吋均稱為百勞。前者為下百勞，後者為上百勞，合稱為「百勞四穴」。百勞包括督脈大椎穴，主治一切煩熱、五勞七傷、瘧疾、肺脹滿、嘔吐上氣、項強、背膊拘急等症。對於骨蒸潮熱、盜汗、喘促等肺腎陰虛證，有清熱除煩、益氣固表的功效。

〔9〕虛：主要是指氣虛陽衰、真陰虧損等慢性正氣不足等消耗性病症。

〔10〕氣海丹田委中奇：氣海穴主治一切氣病，治療髒虛氣憊，真氣不足，久疾不瘥的虛證，總調下焦氣機。丹田為臍下 3 吋處的關元穴，「乃男子藏精，女子蓄血之處」，是治男精女血之要穴，主諸虛百損。委中為足太陽膀胱經之合穴，膀胱經與腎經相表裡，可以補腎培元，治下焦之虛損，也可以治療丹毒、霍亂、濕疹、腰痛等實證。

〔11〕或針氣，膻中一穴分明記：膻中為氣機運行之通路，臟腑失調及情志失常等會導致氣機運行失常。膻中，又稱為上氣海，為氣之會穴，治療一切與氣有關的病症，特別是對於氣機瘀滯的氣實證為必取三穴。

〔12〕或針嗽，肺俞風門須用灸：嗽，此處乃指外感咳嗽。肺俞為肺之精氣轉輸出入之所，是治肺的要穴。風門是風邪出入之門戶，《類經圖翼》載：「此穴能瀉一身之熱，常灸之。」肺氣宜宣，外邪入裡，肺氣失宣，肺氣上逆則咳。肺俞、風門二穴灸之，可發揮疏風散寒、宣肺止咳的療效。

〔13〕或針痰，先針中脘三里間：痰，一指呼吸道分

泌的病理產物，如熱痰、寒痰、燥痰等；二指無形之痰，如風痰、痰火、痰濕、頑痰、宿痰、痰飲、痰症等。脾為生痰之源，中脘為胃之募穴，腑之會穴，三里為胃之合穴，二穴相配具有健脾調胃、化痰降濁的功效。

〔14〕或針吐，中脘氣海膻中補：吐，乃胃失和降，氣逆於上所致。上取膻中可總調氣機；中取中脘，可溫運中陽，以和胃降逆；下取氣海，補元陽，溫脾腎之虛寒，益火生土，補虛降逆。三穴相配，相輔相成。

〔15〕翻胃吐食一般針：強調反胃吐食亦選上述 3 個穴治療。

4. 孫真人十三鬼穴歌

【題解】

孫真人十三鬼穴歌源自唐代著名醫學家孫思邈的《千金翼方》。十三鬼穴是孫思邈在長期臨床實踐中總結提煉出來的 13 個治療神志疾患的經驗穴。

鬼穴，有兩層含義，一指「鬼病」，基於當時的歷史條件，古人對精神類病症認識較為侷限，對於發病突然、行為怪異的精神神志病症認為是「鬼怪作祟」；

二是「鬼穴」，這裡指對精神情志疾病針刺後有意想不到效果的穴位，也可說是當時的特效穴，如有神工鬼斧，手到病除之意。有許多醫生體會十三鬼穴不必全用，對精神分裂症就有神奇的治療效果。

【原文】

百邪癲狂所為病，針有十三穴須認。

凡針之體先鬼宮，次針鬼信無不應。

一一從頭逐一求，男從左起女從右[1]。

一針人中鬼宮停，左邊下針右出針[2]。

第二手大指甲下[3]，名鬼信刺三分深。

三針足大趾甲下[4]，名曰鬼壘入二分。

四針掌後大陵穴[5]，入針五分為鬼心。

五針申脈為鬼路，火針三下七鋥鋥[6]。

第六卻尋大椎上，入髮一寸為鬼枕[7]。

七刺耳垂下五分，名曰鬼床針要溫[8]。

八針承漿名鬼市[9]，從左出右君須記。

九針間使為鬼窟，十針上星名鬼堂。

十一陰下縫三壯，女玉門頭為鬼藏[10]。

十二曲池名鬼臣，火針仍要七鋥鋥。

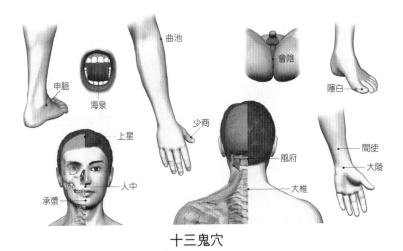

十三鬼穴

十三舌頭當舌中[11]，此穴須名是鬼封。

手足兩邊相對刺[12]，若逢孤穴只單通[13]。

此是先師真妙訣，狂猖惡鬼走無蹤。

【註釋發揮】

〔1〕一一從頭逐一求，男從左起女從右：此一句非常重要，一一從頭逐一求，是指取穴進針的上下順序，意為針刺時必須按照先人中、次少商、次隱白等逐一進針先後次序，不能打亂。男從左起女從右是左右順序，其規律是男左女右。

對於單穴，筆者本著孫思邈先師的原意用的是過梁刺法，男患者從左邊下針刺入針尖透過對面皮膚從右邊出來，女患者從右邊下針透過對面皮膚從左邊出來。如果是雙穴的話，男病人先針刺左邊的穴位然後再針刺右邊的穴位；女病人則先針刺右邊的穴位再針刺左邊的穴位。

〔2〕一針人中鬼宮停，左邊下針右出針：人中穴位於口鼻之間，為督脈之要穴，具有開竅醒神、通陽止痙的功效，療效神速。宮，是古代對房屋、居室的通稱（秦、漢以後才特指帝王之宮）。如《說文》：「宮，室也。」鬼宮就是指鬼所居之正室，為十三鬼穴中最重要的穴位。人中穴正常刺法是針尖向鼻中隔方向進針，行雀啄針法或行捻轉瀉法，但對於癲狂的鬼病則採取提捏進針法，從人中穴的左邊進針，針尖從人中穴的右邊透出來。

〔3〕手大指甲下：指位於手拇指末節橈側的少商穴，進針後向指間關節方向刺入3分左右。

〔4〕足大趾甲下：指足大趾末節內側的隱白穴，進

針後向心刺入 2 分左右，深度要比少商淺。手、足太陰經之井穴鬼信（少商）、鬼壘（隱白），具有清肺健脾而化痰濁的功效。井穴位於四肢的末梢，為陰陽經交接處，一穴可以調兩經，從而交通陰陽兩經之氣血，可恢復經絡之氣的正常運行。另外井穴處末梢神經豐富，刺之有較強的針感，故疏通經絡、開竅醒神作用亦強。現代研究也證實，針刺井穴可以增強腦血流速度，改善腦缺氧狀態。

〔5〕掌後大陵穴：大陵穴為心包經原穴，心包為心的包膜，生理上保護心臟，病理上代心受邪。大陵具有治療心主神志功能失調所致神經衰弱、神經官能症、精神分裂症、癔病等疾患的作用。進針半寸，行蒼龜探穴法，取得針感後行捻轉平補平瀉法療效好。

〔6〕五針申脈為鬼路，火針三下七鋥鋥：申脈，為八脈交會穴之一，通陽，具有平衡陰陽、鎮靜安神之效，《針灸甲乙經》載：「癲狂，互引僵臥，申脈主之。」鋥鋥，形容器物經擦拭後閃光耀眼的狀態，這裡指標就火後針身耀眼。火針，屬於瀉法中的重手法，現在使用起來要謹慎。三下七鋥鋥，主要是形容提插的次數之多。所以在十三穴中手法的重頭戲在於申脈，用毫針刺入穴位得氣之後，行瀉法才能取得理想的效果。

〔7〕第六卻尋大椎上，入髮一寸為鬼枕：大椎上有 2 個穴，入髮 0.5 吋為啞門，入髮 1 吋指風府穴。風府屬督脈穴，督脈總督一身之陽氣，貫脊，入絡於腦，具有清熱息風、開竅醒神的功效，治療暈厥、抽搐，可迅速緩解症狀，穩定病情。風府位置比較特殊，針刺要注意安全深度

角度，要嚴格按規定操作。

〔8〕七刺耳垂下五分，名曰鬼床針要溫：耳垂下 5
分理論上應該有兩個穴位，一個是在耳垂下方的天容穴，
屬小腸經，一個是耳垂前下方的頰車穴，兩穴何者為鬼
床，後世一般尊《針灸大成》之說，認為鬼床就是頰車。
這種說法有些過於武斷，因為《千金要方》並沒有明示耳
垂之下 0.5 吋就是頰車，天容更接近實際情況，考察分析
一下古代對於兩穴有關的文獻記載，都沒有治療神經疾病
的作用，而近代文獻中有天容穴治療癔病的記述，筆者用
天容穴治療梅核氣，也很有效果。從經絡角度與心神的關
係分析，天容也較頰車更近一層，所以認為作為十三鬼穴
第七針鬼床應該是天容而不是頰車。

〔9〕八針承漿名鬼市：承漿位於面頰，為任脈最後
一個穴位，從經脈陰陽關係上看該穴為陰極生陽的重要穴
位，為陰中之陽穴。善於治療元神督脈為病，如《明堂
經》：「主……癲疾嘔沫……」《針灸甲乙經》：「寒熱，
淒厥鼓頷，承漿主之。」《千金方》：「目瞑身汗出，承漿
主之。」《肘後方》：「卒死中惡及屍厥者方，灸其唇下宛
中承漿穴，十壯大效。」

〔10〕十一陰下縫三壯，女玉門頭為鬼藏：即男子為
會陰穴，女子為奇穴玉門頭，即女性外生殖器陰蒂頭部
位。為任、督、衝脈的交會穴，為急救要穴之一，具有宣
通陰脈之海，滋陰降火的功效。

〔11〕舌頭當舌中：指舌下系帶中央，海泉穴。舌下
中縫放血，以洩心經火邪而清神開竅，治療因舌體腫大或

舌體僵硬造成的發聲、吞嚥困難，甚至呼吸困難等臨床急
症。

〔12〕手足兩邊相對刺：雙側穴者同時選用針刺，但
應分清男左女右的不同。

〔13〕若逢孤穴只單通：取單穴透刺。

5. 秋夫療鬼十三穴歌[1]

【題解】

秋夫療鬼十三穴歌是宋代醫家徐秋夫治療神志病症的
經驗穴。歌選自《凌門傳授銅人指穴》一書。作者不詳，
該書係針灸經穴專著，內容豐富，在文獻學上亦有一定的
價值。徐秋夫為徐熙之子，鹽城人，官至劉宋射陽令，徐
秋夫繼承家傳醫學經驗，擅長針灸，為人治病每多靈驗，
療效享譽人、鬼、神三界。據《南史·張融傳》記載：有
秋夫為鬼治療腰痛的故事，金人何若在《流注指微賦》中
也記載了「秋夫療鬼而獲效」。由此可見，秋夫確是當時
一位著名的針灸醫家。

【原文】

人中神庭[2]風府始，舌縫承漿頰車次，

少商大陵間使[3]連，乳中[4]陽陵泉[5]有據，

隱白行間[6]不可差，十三穴是秋夫置。

【註釋發揮】

〔1〕徐秋夫療鬼十三穴和孫真人十三鬼穴相比，相
同之處是有 9 個穴位相同，不同之處有以下幾方面。第

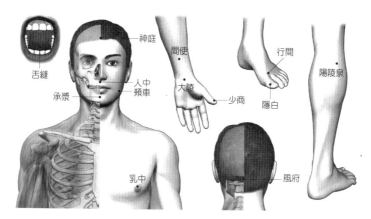

神庭
間使
行間
陽陵泉
舌縫
承漿
人中
頰車
大陵
少商
隱白
乳中
風府

秋夫療鬼十三穴

一，兩個歌賦穴位針刺順序不同，孫思邈十三鬼穴針刺上下左右交替，有經脈之間的銜接關係在裡面，而秋夫十三穴則是從上到下依次針刺，經脈的銜接關係並不明顯；第二，孫思邈十三穴對刺法有嚴格的要求，秋夫十三穴則沒有，因此，前者應用起來更好把握尺度，這也是前者較為受到後世醫家重視，而流傳廣的原因之一。但是就孫思邈和徐秋夫兩位先人治療精神病的療效，筆者認為秋夫的穴位更有應用價值，為此，多數醫家推崇秋夫是治療精神神志疾病的專家，而不是孫思邈。

〔2〕神庭：為督脈穴，別名髮際。在頭部，當前髮際正中直上 0.5 吋。為督脈、足太陽、足陽明之會。臨床主要用於治療神志病變如癇證、驚悸、失眠、吐舌、角弓反張、癲狂、神經官能症、記憶力減退、精神分裂症，也用於頭面五官病，如頭痛、頭暈目眩、鼻淵、鼻衄、鼻炎、流淚、目赤腫痛、目翳、雀目、淚囊炎、結膜炎等病

症的治療。治療神志病宜橫刺 0.3~0.5 吋；治療頭痛目赤亦點刺出血；治療鼻炎等病症則可用灸法。本穴作為第二針，即先人中繼神庭第三針風府，作用在於通督脈之陽，以醒神開竅。

〔3〕間使：心包經穴位，別名鬼路。穴名中用間字命名的還有行間、二間、三間、強間，其中行間、間使、強間三穴的「間」不能當時間來理解，應該理解為好、痊愈、健康等。間使本意就是健康的使者、正氣的使者，它能傳達心神的健康資訊，故擅治癲癇、癔病、精神分裂症、鬱症等，如配合谷、後谿、百會，治療癲癇；配大杼、大椎、陶道，治療瘧疾；配支溝，治療熱盛癲狂。使用孫思邈十三鬼穴時同時配伍間使會令療效更加顯著，一般常用透刺支溝或用過梁針法。

〔4〕乳中：足陽明胃經穴。在胸部，距前正中線 4 吋，當第 4 肋間隙，乳頭中央。乳中一般臨床只作為取穴標誌不針不灸，但在秋夫十三穴中，本穴作為第十針，一定有其道理，乳頭與胃經關係密切，功能上又與肝密切相關，所以該穴具有很強的疏肝解鬱化痰的功效。但是考慮到女性乳房的特殊性，女性的乳中不宜用針法，當以灸法為宜，男性可針刺，但不宜過深，以防刺入胸腔傷及肺臟。

〔5〕陽陵泉：足少陽膽經穴。在小腿外側，當腓骨小頭前下方凹陷處。足少陽膽經的合穴，膽的下合穴，八會穴之筋會。《靈樞・邪氣藏府病形篇》：「膽病者，善太息，口苦，嘔宿汁，心下澹澹，恐人將捕之，嗌中吤吤然

數唾，在足少陽之本末，亦視其脈之陷下者灸之，其寒熱者，取陽陵泉。」又《靈樞》：「疾高而上者，取之陽之陵泉。」陽陵泉以治療膽腑病症見長。善於疏肝利膽，安神定志，治療氣機鬱滯引起的精神情志變化。直刺以得氣為度。

〔6〕行間：足厥陰肝經穴。行，與足通，《說文》：「行，人之步趨也。」間與好同，因本穴善於治療足病而利行，故名行間。穴在足背側，當第1、2趾間，趾蹼緣的後方赤白肉際處。足厥陰肝經的滎穴。臨床常用於治療肝陽上亢、肝火上炎的頭痛眩暈、青盲、雀目、目赤腫痛、失眠、癲癇、瘈瘲、小兒驚風、高血壓、神經衰弱、精神分裂症以及胸脅痛、口眼喎斜、遺尿、癃閉、疝氣、遺精、月經過多、乾濕腳氣、下肢關節痛等。

6. 金針賦

【題解】

金針賦全名為梓岐風谷飛經走氣撮要金針賦，是我國針灸史上最有影響的針刺手法專著，最早載於明代針灸家徐鳳的《針灸大全・卷五》。《金針賦》為何人所作，至今尚無定論。《針灸大成校釋》稱「本賦為隱居西河號稱泉石老人所著」。

陸壽康主編的全國高等中醫藥院校規劃教材《刺法灸法學》中載「明初泉石心《金針賦》見載於徐鳳所著的《針灸大全》」。亦有人認為本賦是徐鳳本人根據當時流行

針灸歌賦注釋發揮

的針法刪繁撮要編輯而成。

《金針賦》共分九節，專論針刺手法，內容簡明扼要，便於記誦。現存針灸書籍中所載之針術手法多源於此賦。本賦總結歸納了竇漢卿《針經指南》中「十四字手法」，將這些手法聯貫起來：「爪而切之，下針之法；搖而退之，出針之法；動而進之，催針之法；循而攝之，行氣之法；搓則去病，彈則補虛；肚腹盤旋，捫為穴閉；重沉豆許曰按，輕浮豆許曰提；一十四法，針要所備。」提出了燒山火、透天涼、陽中隱陰、陰中隱陽、子午搗臼、進氣之訣、留氣之訣、抽添之訣等手法，稱「治病八法」，為後世補瀉手法的主要內容。

另外，《金針賦》還對通經接氣的「白虎搖頭」、「青龍擺尾」、「蒼龜探穴」、「赤鳳迎源」即「飛經走氣四法」作了詳細的敘述。

【原文】

觀夫針道，捷法[1]最奇，需要明於補瀉，方可起於傾危。先分病之上下，次定穴之高低。頭有病而足取之[2]、左有病而右取之[3]。男子之氣，早在上而晚在下[4]，取之必明其理；女子之氣，早在下而晚在上，用之必識其時。午前為早屬陽，午後為晚屬陰，男女上下，憑腰分之[5]。手足三陽，手走頭而頭走足；手足三陰，足走腹而胸走手。陰升陽降，出入之機[6]。逆之者為瀉、為迎，順之者為補、為隨。春夏刺淺者以瘦，秋冬刺深者以肥[7]。更觀元氣厚薄，淺深之刺猶宜。

原夫補瀉之法，妙在呼吸手指[8]。男子者，大指進

前左轉，呼之為補，退後右轉，吸之為瀉，提針為熱，插針為寒；女子者，大指退後右轉，吸之為補，進前呼之為瀉，插針為熱，提針為寒[9]。左與右各異，胸與背不同，午前者如此，午後者反之。是故爪而切之，下針之法[10]；搖而退之，出針之法[11]；動而進之，催針之法[12]；循而攝之，行氣之法[13]。搓而去病[14]，彈則補虛[15]，肚腹盤旋[16]，捫為穴閉[17]。重沉豆許曰按[18]，輕浮豆許曰提[19]。一十四法，針要所備[20]。補者一退三飛，真氣自歸；瀉者一飛三退，邪氣自避[21]。補則補其不足，瀉則瀉其有餘。有餘者為腫為痛曰實[22]，不足者為癢為麻曰虛[23]。氣速效速，氣遲效遲，死生貴賤，針下皆知[24]。賤者硬而貴者脆[25]，生者澀而死者虛[26]，候之不至，必死無疑[27]。

　　且夫下針之先，須爪按重而切之，次令咳嗽一聲，隨咳下針。凡補者呼氣，初針刺至皮內，乃曰天才；少停進針，刺入肉內，是曰人才；又停進針，刺至筋骨之間，名曰地才。此為極處[28]，就當補之，再停良久，卻須退針至人之分，待氣沉緊，倒針朝病，進退往來，飛經走氣[29]，盡在其中矣。凡瀉者吸氣，初針至天，少停進針，直至於地，得氣瀉之，再停良久，即須退針，複至於人，待氣沉緊，倒針朝病，法同前矣。其或暈針者，神氣虛也，以針補之，口鼻氣回，熱湯與之，略停少頃，依前再施。

　　及夫調氣之法，下針至地之後，復人之分，欲氣上行，將針右捻；欲氣下行，將針左捻；欲補先呼後吸，欲

針灸歌賦注釋發揮

瀉先吸後呼。氣不至者，以手循攝，以爪切掐，以針搖動，進撚搓彈，直待氣至。以龍虎升騰之法[30]，按之在前，使氣在後，按之在後，使氣在前[31]。運氣走至疼痛之所，以納氣之法，扶針直插，復向下納，使氣不回。若關節阻澀，氣不過者，以龍虎龜鳳[32]通經接氣，大段之法，驅而運之，仍以循攝爪切，無不應矣，此通仙之妙。

況夫出針之法，病勢既退，針氣微鬆，病末退者，針氣如根，推之不動，轉之不移，此為邪氣吸拔其針，乃真氣未至，不可出之；出之者其病即復，再須補瀉，停以待之，直候微鬆，方可出針豆許，搖而停之。補者吸之去疾，其穴急捫；瀉者呼之去徐，其穴不閉。欲令腠密，然後吸氣，故曰：下針貴遲，太急傷血；出針貴緩，太急傷氣[33]。已上總要，於斯盡矣。

考夫治病，其法有八：一曰燒山火[34]，治頑麻冷痺，先淺後深，凡九陽而三進三退，慢提緊按，熱至，緊閉插針，除寒之有準[35]。二曰透天涼[36]，治肌熱骨蒸，先深後淺，用六陰而三出三入，緊提慢按，徐徐舉針，退熱之可憑。皆細細搓之[37]，去病準繩。三曰陽中隱陰[38]，先寒後熱，淺而深，以九六之法，則先補後瀉也。四曰陰中隱陽[39]，先熱後寒，深而淺。以六九之方[40]，則先瀉後補也。補者直須熱至，瀉者務待寒侵，猶如搓線，慢慢轉針，法淺則用淺，法深則用深，二者不可兼而紊之也。五曰子午搗臼[41]，水蠱膈氣，落穴之後，調氣均勻，針行上下，九入六出，左右轉之，十遭自平[42]。六曰進氣之訣[43]，腰背肘膝痛，渾身走注疼，刺九分，

行九補，臥針五七吸，待氣上下〔44〕，亦可龍虎交戰〔45〕，
左捻九而右捻六，是亦住痛之針。七曰留氣之訣〔46〕，痃
癖癥瘕〔47〕，刺七分，用純陽〔48〕，然後乃直插針，氣來
深刺，提針再停。八曰抽添之訣〔49〕，癱瘓瘡癩，取其要
穴，使九陽得氣，提按搜尋，大要運氣周遍，扶針直插，
複向下納，回陽倒陰，指下玄微，胸中活法，一有未應，
反覆再施。

　　若夫過關過節催運氣，以飛經走氣〔50〕，其法有四：
一曰青龍擺尾〔51〕，如扶船舵，不進不退，一左一右，慢
慢撥動。二曰白虎搖頭〔52〕，似手搖鈴，退方進圓，兼之
左右，搖而振之。三曰蒼龜探穴，如入土之象〔53〕，一退
三進，鑽剔四方。四曰赤鳳迎源〔54〕，展翅之儀，入針至
地，提針至天，候針自搖，復進其原，上下左右，四圍飛
旋，病在上吸而退之，病在下呼而進之〔55〕。

　　至夫久患偏枯，通經接氣之法，有定息寸數〔56〕。手
足三陽，上九而下十四，過經四寸〔57〕；手足三陰，上七
而下十二，過經五寸〔58〕，在乎搖動出納，呼吸同法〔59〕，
驅運氣血，頃刻周流，上下通接，可使寒者暖而熱者涼，
痛者止而脹者消。若開渠之決水，立時見功，何傾危之不
起哉？雖然，病有三因，皆從氣血，針分八法，不離陰
陽。蓋經脈晝夜之循環，呼吸往來之不息，和則身體康
健，否則疾病競生。譬如天下國家地方，山海田園，江河
溪谷，值歲時風雨均調，則水道疏利，民安物阜。其或一
方一所，風雨不均，遭以旱潦，使水道湧竭不通，災憂遂
至。人之氣血，受病三因，亦猶方所之於旱潦也。蓋針砭

針灸歌賦注釋發揮

所以通經脈，均氣血，蠲邪扶正，故曰捷法最奇者哉。

嗟夫！軒岐[60]古遠，盧扁[61]久亡，此道幽深，非一言而可盡，斯文細密，在久習而能通。豈世上之常辭，庸流之泛術，得之者若科之及第[62]，而悅於心；用之者如射之發中，而應於目。述自先聖，傳之後學，用針之士，有志於斯，果能洞造玄微，而盡其精妙，則世之伏枕之屙，有緣者遇針，其病皆隨手而癒矣。

【註釋發揮】

〔1〕捷法：捷當為「截」字之誤。因為就原文「觀夫針道，捷法最奇，需要明於補瀉，方可起於傾危。」整句來分析，「捷法」應該是一種針法才合乎文理，考針法中無「捷法」一說，而「截法」則是備受古人推崇的針刺手法。截法最早在金代著名針灸學家馬丹陽所撰的《天星十二穴治雜病歌》中提出，其中列舉常用穴 12 個，能治多種病症。文中還提到「擔法」，但是沒有詳細提及擔法和截法的具體操作。

後世對擔截之法解釋頗多，如《針灸問對》記載：「截者，截穴，用一穴；擔者，兩穴，或手足二穴，或兩手足各一穴也。」《針灸歌賦選解》記載：「某經兩端取穴為擔，從中取穴為截。」《針灸歌賦校釋》記載：「擔者，挑也，指病在中而上下取穴，使上下兩穴相互呼應；截者，切斷也，獨取中間一穴，阻斷病勢。」《針刺手法一百種》記載：「擔截法，是臨證選穴配穴的一種特殊方法，它的特點是在四肢遠端選穴，治療胸腹頭面疾患。」這裡的「截法」應該是取單穴出奇制勝之意，單穴治病如

果取穴準確，補瀉得法，能祛病於頃刻，收效甚捷，故為諸法之中最為奇特者。

〔2〕頭有病而足取之：即古人所言「遠道刺」。《靈樞·官針》記載：「遠道刺者，病在上取之下，刺府輸也。」如取申脈治療眼瞼下垂；刺足竅陰治療耳鳴等都是常用的遠道刺法。

〔3〕左有病而右取之：是左右交叉取穴。可在對側的同名經上取穴，也可在其他經上或絡脈上取穴。一般多為對稱刺，如左側面癱取右側合谷，右肩痛取左側肩髃。

〔4〕男子之氣，早在上而晚在下：此句和下句的「女子之氣，早在下而晚在上」之意均是指男女之氣機隨時間有不同的變化。男子以陽氣用事，女子以陰氣用事，同氣相求，朝則陽氣升，故男子之氣早在上而晚在下；晚則陰氣升故女子之氣晚在上。臨床針灸調氣之時應該明白這個道理。

但明代針灸家楊繼洲持有不同的看法。楊氏說：「……是則衛氣之行，但分晝夜，未聞分上下，男女臟腑經絡，氣血往來，未嘗不同也。今分早晚，何所據依？」

〔5〕男女上下，憑腰分之：男女陰陽氣機是以腰部為界，分上下。實際上是以臍來劃分，《內經》有「臍以上為天，臍以下為地」之說。

〔6〕陰升陽降，出入之機：陰是指手足三陰經，陽是指手足三陽經。足三陰經的脈氣流注是由足走腹，手三陰經的脈氣流注是由胸走手，當人體直立雙手上舉時，六條陰經皆由下而上，故稱「陰升」；同樣體位，手三陽經

針灸歌賦注釋發揮

由手走頭，足三陽經由頭走足，皆由上而下，故稱「陽降」。陰升陽降是氣機出入的通路，以此作為針刺迎隨補瀉的根據。

〔7〕春夏刺淺者以瘦，秋冬刺深者以肥：此句來源於《靈樞・終始篇》：「春氣在毛，夏氣在皮膚，秋氣在分肉，冬氣在筋骨。刺此病者，各以其時為齊（刺）。故刺肥人者，以秋冬之齊；刺瘦人者，以春夏之齊。」《難經・第七十難》曰：「春夏者，陽氣在上，人氣亦在上，故當淺取之；秋冬者，陽氣在下，人氣亦在下，故當深取之。」即針刺深度應根據季節時令以及人體的胖瘦之不同而有所變化，不遵守這一規律，則不易得氣，影響針刺療效。

〔8〕妙在呼吸手指：指補瀉的效果在於講究呼吸的配合和手法的運用。古人十分講究手法與呼吸、手指的配合，如咳而下針，吸氣進針等呼吸與手指配合在減輕進針疼痛方面有一定的實用價值。

〔9〕男子……提針為寒：此句是指提插捻轉補瀉方法，在應用時應男女有別。《醫學入門》中提出：「男子午前提針為熱，插針為寒，午後提針為寒，插針為熱。女子反之。」目前臨床上主要以提插時用力輕重和速度快慢來區別補瀉。當進針達一定深度得氣後，開始提插，提時用力輕、速度慢，插時用力重、速度快為補法；提時用力重、速度快，插時用力輕、速度慢為瀉法。《難經・第七十六難》中云：「當補之時，從衛取氣，當瀉之時，從榮置氣。」也即此意。

所謂「從衛取氣」，即先淺刺天部，得氣後推向深部，以收斂流散之氣，故為補法。「從榮置氣」，即先刺入地部得氣後，引向淺處，以放散積滯之氣，為瀉法。《靈樞・官能篇》指出：補法要「微旋而徐推（插）之」，瀉法要「伸（提）而迎之」。《第難經・七十八難》補充為「推而內之是謂補；動而伸之是謂瀉」。楊繼洲進一步發揮為「從外推內而入之，陽之下為補；從內引持而出，陰之上為瀉」。後代醫家據此演繹為「緊按慢提」為補，「緊提慢按」為瀉的操作方法。

〔10〕爪而切之，下針之法：指進針時將左手拇指指甲置於穴位上，用力掐之為指切（爪切）進針法。爪切有宣散局部氣血，避免疼痛，固定穴位和協助持針的右手，躲避肌腱、血管及主要臟器的作用。此與《標幽賦》中「左手重而多按，欲令氣散」有異曲同工之妙。

〔11〕搖而退之，出針之法：指出針時拇指和食指持針柄左右微微搖動，自內引外，緩緩出針的一種手法。同《針經指南》所言：「凡瀉時欲出針，必須動搖而出也。」搖大針孔可以瀉實熱，對於虛證及寒證患者忌用。

〔12〕動而進之，催針之法：這是促進得氣的一種方法。針刺得氣後，若氣行不遠，可用拇、食指將針由得氣處輕輕提起，令針尖向病位的方向，拇指向前均勻有力推捻針柄，當推至指腹後橫紋時，輕輕退後，然後再用力向前推捻針柄，如此反覆施術，直至針下之氣到達病所。動，指捻動。催針，為催針下之氣速至之意。《針經指南》中「推之則行」與此法基本一致。

〔13〕循而攝之，行氣之法：指針刺後如未得氣，則用左手食、中、無名指平按在所刺穴位所屬的經絡線上，順著經脈循行方向，上下往來輕柔循攝，此法可宣散氣血，使經絡之氣通暢，促進得氣。亦可減輕患者的緊張情緒，防止滯針。《針經指南》亦載：「循者，凡下針於穴部經絡之處，用手上下循之，使氣血往來而已。」目前臨床稱本法為循攝法。

〔14〕搓而去病：捻針柄如搓線之狀，即單方向快速捻轉針柄，以排除邪氣。

〔15〕彈則補虛：用手指輕輕彈動針柄，促進得氣，氣易行而疏導正氣為補法。

〔16〕肚腹盤旋：指在針刺腹部穴位時，進針得氣後，將針由地部提至人部或天部，再將針扳倒，旋轉針身的一種手法。

〔17〕捫為閉穴：捫，觸壓。這裡指出針時，以手捫其穴，勿使氣出。即《內經》開闔補瀉中的補法。《針經指南》亦言：「凡補時用手捫其穴也。」

〔18〕重沉豆許曰按：向下重插為按法。豆，是古代重量單位：「十六黍為一豆，六豆為一銖。」指向下按時用力的程度。

〔19〕輕浮豆許曰提：向上輕提為提法。

〔20〕一十四法，針要所備：竇漢卿在《針經指南》中歸納了動、搖、進、退、搓、盤、彈、捻、循、捫、攝、按、爪、切等 14 種針刺基本手法，即下針十四法。《金針賦》將其總結歸納為「提、按、進、退、插、爪、

切、搖、動、循、搓、彈、捫、攝等一十四法」。

〔21〕補者一退三飛……邪氣自避：此指飛針補瀉法。補法為飛推，瀉法為飛退。即每捻針一次，拇、食指離開針柄，如同展翅而飛。飛推是邊飛邊向內推針，推而不入；飛退是邊飛邊向外向上退針，退而不出。一退三飛是補法，可使真氣自歸；一飛三退是瀉法，可使邪氣外排。

〔22〕有餘者為腫為痛曰實：邪氣盛可表現為腫、痛，為實證。

〔23〕不足者為癢為麻曰虛：正氣虛可表現為癢。麻，為虛證。

〔24〕死生貴賤，針下皆知：疾病的輕重緩急，透過醫者手下感覺均可知曉。主要是由得氣的快慢，判斷疾病的輕重以及療效。

〔25〕賤者硬而貴者脆：意為貧賤之人（勞動者）肌肉堅韌，富貴之人肌肉較鬆弛。

〔26〕生者澀而死者虛：意為如針下有沉緊感，則預後良好，針下空虛，則預後不良。

〔27〕候之不至，必死無疑：久候氣而氣不至，則療效不佳。死是指疾病較重、見效慢，非必是死症。

〔28〕極處：是進針的最深處，即地部。

〔29〕飛經走氣：使經氣循經脈流注，促使針感經過關節而達病所的 4 種針刺手法。

〔30〕龍虎升騰之法：又稱「龍虎升降」，是配合押手，使氣流通上下的一種捻轉針法。針法是，進針後，首

先在天部左盤一圈（360°），緊按至人部，再提至天部，再右盤一圈；按至人部，提至天部，然後用中指按住針身，微向下插，如拔弓弩的姿勢，反覆9次，稱「青龍純陽之數」。此法可引天部的陽氣深入，故名龍降。然後進針地部，先右盤一圈，提至人部，再按至地部，左盤一圈，提至人部，再按至地部，反覆6次，稱「白虎純陰之數」，此法可引地部的陰氣淺出，故名虎升。兩者配合，稱龍虎升降。

〔31〕按之在前，使氣在後，按之在後，使氣在前：指針刺得氣後，刺手握針柄，押手按壓穴位上方，施行捻轉、提插等手法，使經氣下行；反之，押手按壓穴位下方，可使經氣上行。

目前臨床稱此法為「按截法」。應用此法，必須掌握好針刺方向，如取病位下方穴針刺時，針尖應斜向上，取病位上方穴針刺時，針尖應斜向下。

〔32〕龍虎龜鳳：即「青龍擺尾」、「白虎搖頭」、「蒼龜探穴」、「赤鳳迎源」4種手法。均屬飛經走氣之法，這些針法能克服針感中途阻塞，使針感傳至病所。此外還有補瀉作用。針灸醫師在實際進針操作中都不知不覺用到這些方法，特別是蒼龜探穴以及青龍擺尾等，是常用的行針方法。

〔33〕下針貴遲……太急傷氣：強調進針出針不可草率從事，否則容易耗傷氣血，影響療效。進針快傷血則痛，出針快傷氣則腫，都要盡量避免。相似的論述還有《針灸大成》所述：「凡持針欲出之時，待針下氣緩不沉

緊，便覺輕滑，用指捻針，如拔虎尾之狀。」

〔34〕燒山火：是一種由徐疾、提插、六九、開闔等單式補瀉手法中補法綜合組成的複式補瀉手法，為大補之法。此法可生發機體陽氣，使陰寒自除，在施術過程中，病人常有針下溫熱的感覺，故名「燒山火」。本法來源於《素問·針解篇》：「刺虛則實之者，針下熱也，氣實乃熱也。」《針灸大成》總結本法為「燒山火，能除寒，三進一退熱湧湧」。其操作順序由淺而深分層進入，三進一退為一度，適用於脾腎陽虛、陽氣衰微等所致的中風癱瘓、寒濕痺證、腹痛、腹瀉、陽痿、遺精、內臟下陷等虛寒證。一般用於肌肉豐滿處穴位。

施術時病人應精力集中，細心體會針感，但不可強求熱感，一般操作三度即應停止。

〔35〕除寒之有準：準，確切，可靠。指採用燒山火的手法，治療頑麻冷痺之症療效確切。

〔36〕透天涼：本法由徐疾、提插、六九、開闔等基本補瀉手法中的瀉法綜合而成，本法採用一針貫地後，按深、中、淺三層順序由深而淺，一進三退，分層退出，在施針時，病人常有寒涼的感覺，故名「透天涼」。本法來源於《素問·針解篇》：「滿而瀉之者，針下寒也，氣虛乃寒也。」透過施行手法，可使體內陰氣漸隆，消除邪熱，起到瀉實的作用。《針灸大成》總結本法為：「透天涼，能除熱，三退一進冷冰冰」。

〔37〕皆細細搓之：仔細揣摩。

〔38〕陽中隱陰：是一種先補後瀉的針刺手法。針法

是視穴位的可刺深度，分淺深兩層操作，先在淺層行補法，緊按慢提 9 次，再進入深層行瀉法，緊提慢按 6 次，先補後瀉以補為主，補中有瀉，故名「陽中隱陰」，治療先寒後熱之病。

《針灸大成》對本法作了進一步的說明：「凡用針之時，先運入五分，乃行九陽之數，如覺微熱，便運一寸之內，卻行六陰之數，以得氣，此乃陽中隱陰，可治先寒後熱之證，先補後瀉也。」

〔39〕陰中隱陽：是一種先瀉後補的針刺手法，將所刺穴位分淺深兩層操作，先在深層行瀉法，緊提慢按 6 次，再退到淺層行補法，緊按慢提 9 次，先瀉後補以瀉為主，治療先熱後寒之病。

《針灸大成》描述本法為：「凡用針之時，先運一寸，乃行六陰之數，如覺微涼，即退至五分之中，卻行九陽之數，以得氣，此乃陰中隱陽，可治先熱後寒之證，先瀉後補也。」陽中隱陰和陰中隱陽兩法主要由徐疾、提插、六九針法組合而成，臨床應用時亦可配合撚轉法，均屬補瀉兼施，適用於虛實夾雜之證。

〔40〕六九之方：此法根據《周易》哲理，認為奇數屬陽，宜用於補；偶數屬陰，宜用於瀉。九為陽奇，所以補法要用「九數」；六為陰偶，所以瀉法要用「六數」。還有「少陽」（七七四十九）、「老陽」（九九八十一）、「少陰」（六六三十六）、「老陰」（八八六十四）的區別。

〔41〕子午搗臼：子午為左右捻轉，搗臼為上下提插。是捻轉、提插相結合的複式補瀉手法。針法是：進針

得氣後，先緊按慢提九數，再緊提慢按六數，同時結合左右捻轉，反覆施行。本法導引陰陽之氣，補瀉兼施，有消腫利水的作用，可用於陽氣不行，水濕氾濫的水腫、氣脹等證。

〔42〕十遭自平：意即施針術 10 次，病自癒。遭，作「次」解。

〔43〕進氣之訣：即運氣的方法。進氣法主要在深層施行補法，進針後刺入深層施行補法，如緊按慢提九數，然後留針片刻。

〔44〕臥針五七吸，待氣上下：停針片刻，引氣至病所。

〔45〕龍虎交戰：本法是一種以捻轉為主，配以六九法，補瀉兼施的綜合手法。左為陽為龍，右為陰為虎，左轉右轉反覆交替進行稱「交戰」。針法是進針後先以左轉為主，即大指向前用力捻轉九數；再以右轉為主，大指向後用力捻轉六數；如此反覆施行，也可分淺、中、深三層重複進行。

《針灸大成》論述本法：「龍虎交戰手法，三部俱一補一瀉。龍虎交爭戰，虎龍左右施，陰陽互相隱，九六住痛時。凡用針時，先行左龍則左捻，凡得九數，陽奇零也。卻行右虎則右捻，凡得六數，陰偶對也，乃先龍後虎而戰之，以得氣補之，故陽中隱陰，陰中隱陽，左捻九而右捻六，是亦住痛之針，乃得反覆之道，號曰龍虎交戰，以得邪盡，方知其所，此乃進退陰陽也。」本法有調和營衛、疏通經絡、行氣活血、鎮靜止痛的作用，臨床多用於

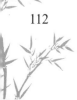

針灸歌賦注釋發揮

各種頑固性疼痛及瘧疾等寒熱往來的病症。本法刺激性強，鎮痛效果較好，但體質虛弱者不宜採用。

〔46〕留氣之訣：留氣法由徐疾和提插法組合而成。

〔47〕癥瘕：指腹中結包塊。腹內痞結聚散無常、痛無定處者稱瘕，堅硬不移、痛有定處者稱癥。

〔48〕刺七分，用純陽：針法為進針後刺入中層，施行補法，如緊按慢提九數，然後將針直插至深層，再提針回原處，使氣留針下而消積聚。

《針灸大成》記載本法：「留氣法能破氣，伸九提六。留氣運針先七分，純陽得氣十分深，伸時用九提時六，癥瘕消溶氣塊勻。」

〔49〕抽添之訣：抽為上提，添為按納。方法是進針後先提插或捻轉九數以促使得氣，再向周圍作多向提插，然後再向下直刺按納，此針法能回陽倒陰，可治療癱瘓瘡癩頑疾。

《針灸問對》載：「抽添即提按出納之狀。抽者，提而數拔也；添者，按而數推也。」

〔50〕飛經走氣：飛經走氣包括青龍擺尾、白虎搖頭、蒼龜探穴、赤鳳迎源4種綜合手法，簡稱「龍虎龜鳳」，均屬「通經接氣大段之法」。「若關節阻澀，氣不過者」，起行氣和補瀉作用。適用於經絡壅滯類疾病，可促進針感趨向病所。

〔51〕青龍擺尾：當針刺得氣後，提針至淺層，按倒針身，針尖斜向病位方向，執針柄不進不退，左右慢慢撥動針柄，如同手扶船舵之狀，以推動經氣的遠行、擴散，

此法以行氣為主，兼能補虛，具有溫通氣血，推動經氣運行的作用。本法必須在穴位的淺層操作，動作需均勻自然，幅度、速度一致，針體不可上下移動。《針灸大成》中稱此法為「蒼龍擺尾」。

〔52〕白虎搖頭：亦稱赤鳳搖頭。「白虎搖頭，似手搖鈴，退方進圓，兼之左右，搖而振之。」方，指提插；圓，指捻轉。針法是將針捻入，並用中指撥動針體使針左右搖動，再予上提，同時進行搖振，如用手搖鈴一般，以推動經氣。本法中的搖針與青龍擺尾的搖擺不同，前者扳倒針身橫臥而搖，本法針身直立，搖針的速度較快，以增強針感，行氣為主，兼能瀉實，具有清熱瀉火，祛風化痰的作用。

〔53〕蒼龜探穴，如入土之象：本法行針時，斜倒針體，向上、下、左、右不同方向如龜入土探穴，鑽剔四方之狀。在向每一方向針刺時，均須由淺入深，分三部徐徐而進，每一次退至皮下，然後依次多向刺透，故名之蒼龜探穴。

此法以行氣為主，兼能補虛，可疏通經氣，使針感由淺至深，向四周擴散，有通行經脈的作用，適用於治療經脈壅滯之病症。操作時應選四肢肌肉豐厚處腧穴。

〔54〕赤鳳迎源：又名鳳凰展翅。由提插、捻轉法結合而成。在進針後先深入地部，再提至天部，待針得氣自搖後，再插入人部，隨後上下左右快速捻轉，一捻一放，如鳳凰展翅之狀。

此法具有行氣及加強針感的作用，透過一捻一放，使

針感持續，臨床多用於治療各種疼痛病症。此法成功的關鍵在於經氣充盈於腧穴之中，其表現為針體自搖。

〔55〕病在上吸而退之，病在下呼而進之：意為病位在上者，吸氣時退針右轉；病位在下者，呼氣時左轉進針，以通行經脈之氣。

〔56〕定息寸數：即一息（一呼一吸）氣循經脈運行6吋。

〔57〕手足三陽，上九而下十四，過經四寸：手三陽經為上，脈長5尺，呼吸9息，則超過經脈4吋。足三陽為下，脈長8尺，呼吸14息，亦超過經脈4吋。

〔58〕手足三陰，上七而下十二，過經五寸：手三陰為上，脈長3.5尺，呼吸7息（實際為6息），則超過經脈5寸。足三陰為下，脈長6.5尺，呼吸12息，超過經脈5寸。經脈之尺寸，依據《靈樞・脈度篇》，該句是強調四肢部穴位在行針時，需要積累一定的時間，以取得良好的感應。取上肢手三陰經穴，如欲使針感到達胸部，須行針7息，取手三陽經穴使針感到達頭部，須行針9息；取下肢足三陰經穴使針感到達腹部，須行針12息，取足三陽經穴使針感到達頭部，須行針14息。即經脈長，行針時間要長，經脈短，行針時間可縮短。這對催運氣血，治療遠端病症有實際意義。

〔59〕搖動出納，呼吸同法：操作手法應與呼吸配合，使氣血周流全身，經氣上下貫通。

〔60〕軒岐：軒，指軒轅黃帝。岐，指岐伯。

〔61〕盧扁：指扁鵲。《法言・重黎》載稱：「扁鵲，

盧人也，而醫多盧。」

〔62〕得之者若科之及第：得到針術的人，如考科舉
及第之先苦後甜。

7. 針內障秘歌

【題解】

針內障秘歌出自楊繼州的《針灸大成》，主要闡述針
刺治療內障眼病的方法。《審視瑤函‧內障根源歌》記
載：「靈藥千般難得效，金針一撥日當空。」可見針術治
療內障的獨特效果。此法影響名揚海內外，原因是近代中
醫眼科大家唐由之曾用此法為毛澤東主席和柬埔寨西哈努
克親王治療過白內障，療效卓著意義深遠，可謂針刺方法
運用的最高境界。

只是當今醫學界已將此法納入到顯微外科領域。本歌
賦強調內障眼病病因複雜，宜結合全身情況辨證施治，隨
證選針，還應配合中藥治療，以確保療效。

【原文】

內障由來十八般〔1〕，精醫明哲用心看，
　　分明一一知形狀，下手行針自入玄〔2〕。
察他冷熱虛和實，多驚先服鎮心丸〔3〕，
　　弱翳〔4〕細針粗撥老，針形不可一般般〔5〕。
病虛新瘥懷妊月，針後應知將息難〔6〕，
　　不雨不風兼吉日〔7〕，清齋〔8〕三日在針前。
安心定志存真氣，唸佛親姻莫雜喧〔9〕，

患者向明盤膝坐〔10〕，醫師全要靜心田〔11〕。

有血莫驚須住手〔12〕，裏封如舊勿頻看〔13〕，

若然頭痛不能忍，熱茶和服草烏煙〔14〕。

七日解封方視物，花生水動莫開言，

還睛圓散堅心服〔15〕，百日冰輪澈九淵〔16〕。

【註釋發揮】

〔1〕內障由來十八般：內障是病症名，是指以瞳神病變為主，影響到視力的眼病。如《證治準繩》載內障「皆有翳在黑睛內遮瞳子而然」。十八般指本病的原因多。內障多因臟腑內損，氣血兩虧，目失濡養所致，尤以肝腎不足常見。此外陰虛火旺、情志失調、氣滯血瘀、風火痰濕上擾清竅、外傷等均可導致本病。患者自覺眼前蚊蠅飛舞，黑花飄蕩，如觀燈火，彩虹環繞，視物昏蒙，夜盲，甚至暴盲。眼外觀多無特殊病症，亦或見瞳孔大小、形狀、顏色改變。

〔2〕自入玄：辨證施針，術者方能得心應手，應變無窮。

〔3〕鎮心丸：出於《秘傳眼科龍木論》，方由遠志、人參、茯苓、柏子仁、細辛各 60 克，乾山藥、茺蔚子、車前子各 30 克組成，治療肝火熱毒上攻，眼生翳障。

〔4〕弱翳：翳指障蔽眼珠的薄膜。弱翳，指輕度內障。

〔5〕針形不可一般般：治療不同程度的眼病，不可用相同規格的針具。輕度內障用細針，老翳內障則用粗針。

〔6〕病虛新瘥懷妊月，針後應知將息難：指久病虛弱、新病剛癒以及懷孕的患者，針後必須注意休息。

〔7〕吉日：好天氣。

〔8〕清齋：素食。

〔9〕唸佛親姻莫雜喧：意為要保持室內清靜，不要喧譁。唸佛，喻無私心雜念。姻，泛指有婚姻關係的親戚。這裡是指要戒房事、清心寡慾。

〔10〕患者向明盤膝坐：針刺時令患者在明亮之處，採取盤膝座位。

〔11〕靜心田：專心致志。

〔12〕有血莫驚須住手：如針刺出血不應慌張，需立刻停止針刺。

〔13〕裹封如舊勿頻看：按壓針刺部位以止血，不要反覆查看。

〔14〕熱茶和服草烏煙：給予患者熱茶，暖衣並服用藥物。草烏煙，指經炮製的中藥「草烏」，草烏是一種有毒的中藥，臨床內服應控制在 10 克以內。歌賦中的「煙」應理解為「灰」，「煙」無法內服。草烏灰的用量也應該參照生藥的用量使用。

〔15〕還睛圓散堅心服：還睛圓散即「還睛丸散」，亦稱「固本還睛丸」，是治療眼疾的丸散藥劑。強調內障撥出之後應該服用一些養肝還睛之藥，對疾病的恢復非常有利。

〔16〕百日冰輪澈九淵：100 天後，眼睛恢復了光明，很遠的東西也看得清楚。冰輪，月亮，此處引申為光

明。比喻撥出內障後，眼睛恢復了光明，如撥雲見日。澈，水清，引申為看得清楚。九淵，亦稱「九泉」，泛指深淵，比喻很深或很遠的地方。形容內障撥出之後，眼睛清亮，視力恢復的樣子。

8. 勝玉歌

【題解】

勝玉歌選自楊繼洲的《針灸大成》，當時王國端（元代）編撰的《扁鵲神應針灸玉龍經》比較流行，但是由於篇幅較長，不易記誦，楊繼洲便將自己家傳的經驗編撰成歌，取名「勝玉歌」，因其內容珍貴猶如寶玉，值得後人學習繼承。

【原文】

勝玉歌兮不虛言[1]，此是楊家真秘傳[2]。

或針或灸依法語[3]，補瀉迎隨隨手捻[4]。

頭痛眩暈百會好，心疼脾痛上脘先[5]。

後谿鳩尾及神門，治療五癇[6]立便痊。

（原註：鳩尾穴禁灸，針三分，家傳灸七壯）

髀[7]疼要針肩井穴，耳閉[8]聽會莫遲延。

（原註：針一寸半，不宜停，經言禁灸，家傳灸七壯）

胃冷下脘卻為良[9]，眼痛須覓清冷淵[10]。

霍亂心疼吐痰涎[11]，巨闕著艾便安然[12]。

脾疼背痛中渚瀉[13]，頭風眼痛上星專[14]。

頭項強急承漿保[15]，牙腮疼緊大迎全[16]。

行間可治膝腫痛[17]，尺澤能醫筋拘攣[18]。

若人行步苦艱難，中封太衝針便痊。

腳背痛時商丘針[19]，瘰癧少海天井邊[20]。

筋疼閉結支溝穴[21]，頷腫喉閉少商前[22]。

脾心痛急尋公孫[23]，委中驅療腳風纏[24]。

【註釋發揮】

〔1〕虛言：不真實、不實際的話，假話。

〔2〕秘傳：沒有公開的家傳秘方。

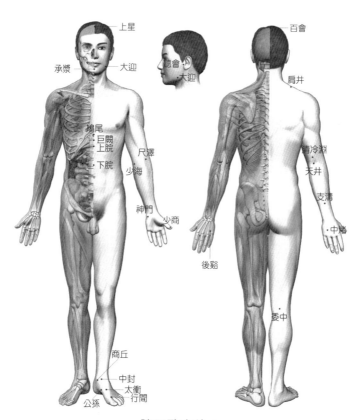

勝玉歌穴位 1

針灸歌賦注釋發揮

〔3〕或針或灸依法語：有的病適宜針刺，有的病適宜艾灸，都要按照歌中所說的法則來治療。

〔4〕補瀉迎隨隨手捻：補法或瀉法，可隨心所欲，運用自如。《標幽賦》云：「補瀉之法，非呼吸而在手指。」針灸臨床主要靠兩手的密切配合，實現補瀉方法的具體操作。

〔5〕心疼脾痛上脘先：胸膈及腹部疼痛時，首先選任脈的上脘穴。

〔6〕五癇：即馬、羊、雞、豬、牛5種癇病，本病的特徵是發作時突然暈倒，不省人事，手足搐搦，兩目上視，喉內發出五畜叫聲，在將醒時，口吐涎沫，醒後如常人。

〔7〕髀：大腿的上部。

〔8〕耳閉：耳竅閉塞，氣機阻滯，輕則重聽，重則耳聾，屬於聽覺障礙。

〔9〕胃冷下脘卻為良：脾胃虛寒導致的胃痛，首選下脘穴即有良好的效果。卻，副詞，可譯為「即」。

〔10〕眼痛須覓清冷淵：清冷淵為手少陽三焦經腧穴，具有清宣少陽熱邪的功效，治療風熱上擾或三焦熱盛所致的眼痛、眩暈、脅痛、耳鳴等症。

〔11〕霍亂心疼吐痰涎：霍亂是上吐下瀉同時並作。《症因脈治・卷四》記載：「秦子曰：霍亂之症，心腹絞痛，上吐下瀉，燥亂煩悶，甚者轉筋。以經絡而論，主於陽明腸胃，若但吐利而無腹痛煩亂之類，乃吐利，非霍亂也。」包括烈性傳染病「霍亂」，也包括一般夏秋間常見

的急性胃腸炎。心疼吐痰涎，為胃脘部疼痛，俗稱心口疼，因邪蘊於裡，脾胃功能失常，吐出痰涎和食物，是霍亂發作時的症候之一。

〔12〕巨闕著艾便安然：《內經》云：「太陰所至，土鬱之發，民病霍亂，嘔吐注下。」中醫認為霍亂病機多屬濕濁之邪乾忤腸胃所致。艾火善於溫陽化濕。巨闕穴位於上腹部，前正中線上，當臍中上6吋。此穴為心的募穴，能清心化痰，治療神誌異常及胃腸疾病很有療效。主治病症有胸痛、心痛、心煩、驚悸、屍厥、癲狂、癇證、健忘、胸滿氣短、咳逆上氣、腹脹暴痛、嘔吐、呃逆、噎膈、吞酸、黃疸、腹瀉。故艾灸巨闕穴能清心化痰降濁以治療霍亂。

〔13〕脾疼背痛中渚瀉：脾疼是中焦部位疼痛。背痛指脾疼牽引的心背徹痛、胸滿氣喘的症候。中渚為三焦經輸穴，具有清宣少陽之邪，緩急止痛的功效。

〔14〕頭風眼痛上星專：上星為督脈穴，位於頭部，具有通竅醒腦的功效，用於治療前頭痛、目赤腫痛等病症。專，指獨特的功效。

〔15〕頭項強急承漿保：頭項強急，指由風寒引起的頭項強直、筋脈拘急，不能前後俯仰或左右回顧等難以活動的症狀。承漿，是任脈穴，位於頦唇溝中。具有疏風通絡的作用。保，保護。

〔16〕牙腮疼緊大迎全：牙腮疼緊，包括各種原因引起的口噤不開、牙關緊閉、牙痛、頰腫、不能咀嚼等症。大迎，為足陽明胃經腧穴，位於下頜角前方，咬肌附著部

的前緣，具有散風清熱、通利牙關的功效。全，指安全無恙。

〔17〕膝腫痛：指膝關節周圍腫脹疼痛，包括腿腫連膝的膝腫。

〔18〕筋拘攣：此處主要指上肢的筋脈拘攣，不能自由伸屈。

〔19〕腳背痛時商丘針：商丘，為足太陰脾經經穴，位於足部，內踝前下方凹陷中，當舟骨結節與內踝尖連線的中點處。主治腹脹、腸鳴、腹瀉、便秘、消化不良、足踝痛、神經性嘔吐、急慢性胃炎、腸炎等。針刺該穴可疏通足部氣血以止痛。

〔20〕瘰癧少海天井邊：瘰癧，語出《靈樞・寒熱篇》，又名癧子頸、頸癧或鼠瘡。小者為「瘰」，大者為「癧」。以其形狀纍纍如珠，粒粒可數而得名，即項部淋巴結結核。少海、天井分別為手少陰心經及手少陽三焦經的合穴，其中天井為治療瘰癧的特效穴。

〔21〕筋疼閉結支溝穴：筋疼，指脅肋疼痛。閉結，指大便不通。支溝，為手少陽三焦經經穴，具有調暢少陽經氣的作用，是治療脅肋疼痛的特效穴，對情志失調、脈絡閉阻、氣滯血瘀及氣鬱化火者均可應用。

此外，支溝穴可通調三焦之氣，是治療便秘的特效穴，血虛津虧（虛秘）、陽明熱盛、燥熱內結（熱秘）及情志不暢、氣機阻滯（氣秘）諸型均可應用，尤對氣機阻滯型療效更佳，臨床常配伍照海或左腹結。治療脅痛一般配伍陽陵泉。

〔22〕頷腫喉閉少商前：頸的前上方為頷，相當於頦部下方，喉結上方軟肉處。喉閉，指咽喉部突然腫痛，呼吸困難，吞嚥不適，並伴有痰涎壅盛、牙關拘急、神志不清等症。少商前，指在治療此類病變時應首先考慮取少商穴。

〔23〕脾心痛急尋公孫：脾心痛急，泛指心胸胃腹部急性發作性疼痛。尋，指選用。公孫，為足太陰脾經的絡穴，脾經絡脈進入腹內，入絡胃腸，公孫為八脈交會穴之一，通於衝脈。「衝脈為病，逆氣而裡急」。衝脈病症多為氣機不利，以實證為主，表現為氣逆上衝心、胃、胸膈之嘔吐、呃逆、反胃及奔豚。可取公孫穴治療，如配伍內關效果更佳。

〔24〕委中驅療腳風纏：驅療，即驅趕、驅逐，引申為消除、去掉、治癒的意思。腳風，屬腿游風之類足病。纏，為攪擾，指病邪纏擾。委中具有通經活血，理氣止痛的作用，可治療此病症。

【原文】

瀉卻〔25〕人中及頰車，治療中風口吐沫〔26〕。
五瘧寒多熱更多〔27〕，間使大杼真妙穴；
經年或變勞怯者〔28〕，痞滿臍旁章門決〔29〕。
噎氣吞酸食不投〔30〕，膻中七壯除膈熱〔31〕。
目內紅痛〔32〕苦皺眉，絲竹攢竹亦堪醫〔33〕。
若是痰涎並咳嗽，治卻須當灸肺俞，
更有天突與筋縮，小兒吼閉自然疏〔34〕。
兩手痠疼難執物〔35〕，曲池合谷共肩髃；

針灸歌賦注釋發揮

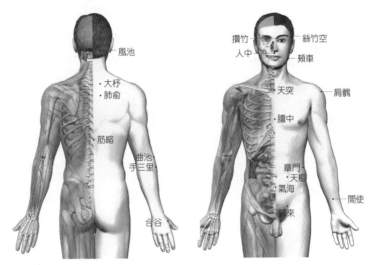

圖中標註：風池、大杼、肺俞、筋縮、曲池、手三里、合谷

攢竹、絲竹空、人中、頰車、天突、肩髃、膻中、章門、天樞、氣海、歸來、間使

勝玉歌穴位 2

臂疼背痛針三里^[36]，頭風^[37]頭痛灸風池；

腸鳴大便時泄瀉^[38]，臍旁兩寸灸天樞^[39]，

諸般氣症^[40]從何治，氣海針之灸亦宜^[41]；

小腸氣痛歸來治^[42]，腰痛中空穴最奇^[43]。

（原註：中空穴，從腎俞穴量下三寸，各開三寸是

穴，灸十四壯，向外針一寸半，此即膀胱經之中髎也）

【註釋發揮】

〔25〕瀉卻：卻，去、掉，多用在動詞後。瀉卻指針

瀉某穴之意。

〔26〕中風口吐沫：中風，又稱卒中，因發病急驟，

症見多端，病情變化迅速，與風之善行數變的特點相似，

故名。此指中風患者出現的口角流涎之症。

〔27〕五瘧寒多熱更多：五瘧，泛指各種不同類型的

瘧疾。《素問·刺瘧論》根據所屬五臟的關係分類，有

肝、心、脾、肺、腎五癆的提法。寒多熱更多，指五癆發生時寒熱輕重不同，寒多為寒盛熱少，熱更多是指熱重寒微或發熱時間較長。

〔28〕經年或變勞怯者：經年，長年累月，時間長久。勞怯，又稱虛損勞傷，是對五臟諸虛不足導致多種疾病的概括。

凡先天不足、後天失調、久病失養、正氣損傷、久虛不復，表現出各種虛弱症候者，均屬虛勞範圍。病變過程，多由積漸而成。怯，怯弱，與「強」相對。病久體弱為「虛」，久虛不復為「損」，虛損日久成「勞」。虛、損、勞是病情的發展，又是互相關聯的。

〔29〕痞滿臍旁章門決：痞，指胸腹間氣機阻塞不舒之症。因邪熱壅聚、氣虛氣滯，兼有脹滿感覺者，稱痞滿。決，疏導、疏通。章門，為肝經腧穴，位於臍旁，為臟會、脾之募穴。「肝藏血、脾統血」，章門為治血要穴，有較強的養血、活血、行氣之功，既能補五臟而治療五臟虛損、久虛不復，也能治療氣滯血瘀所導致的痞滿積聚證。

〔30〕噎氣吞酸食不投：吞嚥有梗阻感覺者謂之「噎」，胸膈阻塞、飲食不下謂之「膈」。噎常是膈的前期症狀，多合稱為「噎膈」。

噎氣，食物下咽時，出現氣逆梗塞的現象。吞酸，指胃中泛酸，多因肝氣犯胃所致。食不投，泛指食物雖然入咽，仍復吐出的膈症以及朝食暮吐、暮食朝吐、食後不久即行吐出。投，指嚥下食物。

〔31〕膻中七壯除膈熱：壯，為量詞，艾灸 1 灼為 1 壯。噎膈有虛實寒熱之分，膈熱為屬熱邪引起的噎膈，如氣鬱痰凝，或化火傷陰，或津枯已極、痰火內盛等。

膻中，位居胸腔中央，有「上氣海」之稱，為氣之會穴，功善補氣、理氣，治療氣虛證、氣滯證、氣逆證等氣的病證。《經》言：壯火之氣衰，少火之氣壯，壯火食氣，少火生氣。灸 7 壯，火氣十足屬灸中之瀉法，故能清除膈間之熱。

〔32〕目內紅痛：眼睛紅赤腫痛，羞明流淚，隱澀難開等各種症候，為風熱上攻所致。

〔33〕絲竹攢竹亦堪醫：堪，指能夠，可以。絲竹（空）、攢竹均位於眼的周圍，兩穴同用可清瀉太陽風熱，故可以治療目赤腫痛等眼部疾病。

〔34〕小兒吼閉自然疏：吼閉，即高聲大叫、牙關緊閉、神志不清之症。多因邪熱、痰濁等病邪閉阻於內所致。吼，是喉中痰鳴的聲音。閉，是形容急遽咳嗽而無吸氣餘地，如氣閉窒息的現象。疏，指疏通。

〔35〕兩手痠疼難執物：主要指風寒濕熱等邪侵犯經脈致使上肢氣滯血瘀，伸屈不利，運動障礙，難以握物，並有酸重疼痛的症狀。酸，指因疲勞或疾病引起的微痛而無力的感覺。《廣雅·釋詁》：「酸，痛也。」

〔36〕三里：此處指手三里穴。該穴常用於治療外傷性疼痛。

〔37〕頭風：指頭痛日久不癒、時發時止，甚至一觸即發的病症。近而淺者曰頭痛，深而遠者曰頭風。多由風

寒侵入頭部經絡，或痰涎風火，鬱遏經絡，致氣血壅滯所致。症見頭部掣痛劇烈，痛連眉梢、眼睛，甚則目昏不能睜眼、不能抬頭，頭皮麻木。

〔38〕腸鳴大便時溏瀉：腸鳴即《內經》所言「感寒則腸鳴洞瀉」，「脾病者，虛則腹滿腸鳴，飧洩食不化」。

〔39〕臍旁兩寸灸天樞：灸臍旁 2 吋大腸募穴天樞以升清降濁。

〔40〕諸般氣症：氣症，多指臟腑機能失調引起的病症。「七情」都能成為導致氣病的因素。

〔41〕氣海針之灸亦宜：氣病有虛實之別，實則針刺，虛則艾灸。

〔42〕小腸氣痛歸來治：小腸氣痛，屬疝病之類，由於腎臟寒氣上衝，或肝臟氣火上逆，臨床表現為少腹疼痛，陰囊偏墜腫痛，上連腰部或下腹，氣上衝心胸，直達咽喉。歸來，為足陽明胃經位於下腹部腧穴，具有溫中、行氣、散寒的功效。

〔43〕腰痛中空穴最奇：腰痛，這裡指腰脊疼痛。中空穴，即膀胱經之中髎穴。奇，奇特，指療效奇特。臨床小腹痛與腰痛時可同時取歸來與中空穴來治療，實際上就是偶刺法。

【原文】

腿股轉酸難移步[44]，妙穴說與後人知，

環跳風市及陰市，瀉卻金針病自除[45]。

（原註：陰市雖云禁灸，家傳亦灸七壯）

熱瘡臁內[46]年年發，血海尋來可治之[47]，

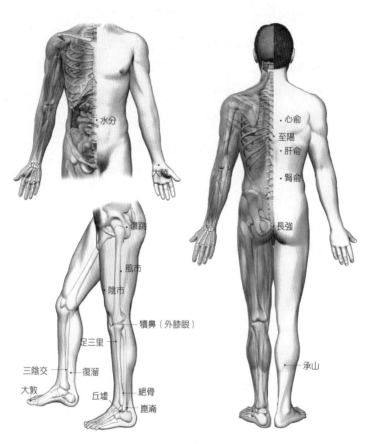

勝玉歌穴位 3

兩膝無端腫如斗，膝眼三里艾當施。

兩股轉筋承山刺[48]，腳氣[49]復溜不須疑，

踝跟骨痛[50]灸崑崙，更有絕骨共丘墟[51]；

灸罷大敦除疝氣[52]，陰交針入下胎衣[53]。

遺精白濁[54]心俞治，心熱口臭大陵驅[55]；

腹脹水分多得力，黃疸至陽便能離[56]。

肝血盛兮肝俞瀉[57]，痔疾腸風長強欺[58]；

腎敗腰疼小便頻，督脈兩旁腎俞除〔59〕。

六十六穴施應驗，故成歌訣顯針奇。

【註釋發揮】

〔44〕腿股轉酸難移步：形容大腿難以轉側，酸重麻
木，不能屈伸，步行困難，屬下肢麻痺的症狀。

〔45〕環跳風市及陰市，瀉卻金針病自除：瀉卻，指
消除病邪，不是指瀉法。意為可取大腿部的環跳、風市及
陰市穴，用針刺或灸治。

〔46〕熱瘡臁內：一種小腿慢性潰瘍，是外科中最纏
綿的臁瘡，又名裙邊瘡、傷守瘡，俗稱爛腿。臁，指小腿
兩側。生於小腿骨（脛骨）外側的叫「外臁瘡」，內側的
叫「內臁瘡」。初發先癢後痛，紅腫成片，日久潰爛，流
出臭穢膿血污水，瘡口低陷，肉色暗紅或紫黑。四周皮膚
僵硬，形如缸口，收口極慢，患肢常伴有青筋暴露（靜脈
曲張），癒後每易復發，由濕熱下注、氣滯血凝而成。《外
科大成》認為外臁易治，內臁難治。

〔47〕血海尋來可治之：血海，具有活血、涼血，清
熱利濕的功效，可治療因血虛、血燥、熱耗陰血導致的如
皮膚瘙癢、濕疹、蕁麻疹等病症，亦可治療「內臁瘡」。

〔48〕兩股轉筋承山刺：兩股轉筋，指腓腸肌攣急。
承山，位於腓腸肌肌腱下出現尖角凹陷處，功可疏通筋
脈、緩急止痛，常與承筋相配治療小腿轉筋（腓腸肌痙
攣）。嚴重的轉筋也可配伍人中穴。

〔49〕腳氣：浮腫者為濕腳氣，不腫者為乾腳氣。由
於血虛氣弱，水寒或濕熱之邪侵襲下肢，使經絡氣血壅滯

針灸歌賦注釋發揮

不通所致。主要症狀是兩腳軟弱，弛緩無力，頑痺，攣急，不便行走。

〔50〕踝跟骨痛：指各種原因引起的足踝及跟骨部腫痛。

〔51〕更：另，另外。共：與，和。

〔52〕灸罷大敦除疝氣：疝氣類型較多，症狀主要是少腹連及上下作痛，或睪丸腫痛，空引少腹。大敦為肝經井穴，為治療疝氣要穴，常用灸法。肝經循行「環陰器，抵小腹」，《玉龍歌》中亦有「七般疝氣取大敦，穴法由來指側間」的記述。

〔53〕陰交針入下胎衣：陰交，這裡指三陰交。胎衣，胞衣，即胎盤。

〔54〕白濁：陰莖熱痛，時時流出穢濁如膿的濁液。多為濕熱內蘊，或色慾過度，真元不固所致。

〔55〕心熱口臭大陵驅：心熱口臭，指心火上逆，燻蒸於口舌，發出穢臭之氣。大陵，為心包經原穴，具有瀉心火的作用，臨床常配伍心包經滎穴勞宮以增加療效。驅，驅除。

〔56〕黃疸至陽便能離：黃疸，以身黃、目黃、小便黃為主症。多由脾胃濕邪內蘊，腸胃失調，膽液外溢引起。臨床分陽黃和陰黃兩類。督脈之至陽穴具有利濕退黃的功效，治療肝膽濕熱之黃疸有較好療效。離，離開、排除。常配伍至陽穴和膽俞穴。

〔57〕肝血盛兮肝俞瀉：肝血盛，指肝經瘀滯或氣鬱化熱引起的病症。常見煩悶、口苦、口乾、手足發熱、小

便黃赤。嚴重者可出現狂躁、不得安臥等症狀。可瀉肝的背俞穴肝俞。

〔58〕痔疾腸風長強欺：腸風，是大便時出血，亦稱便血。長強，為督脈首穴，具有調理下焦的功效，治療痔瘡、脫肛、便秘、痢疾、嬰兒腹瀉等肛門疾病。《玉龍歌》中載：「長強、承山灸痔最妙」。《百症賦》亦云：「刺長強於承山，善主腸風新下血。」臨床中長強穴與承山同用，或者兩者單獨運用都有很好的療效。欺，這裡作「治」解。

〔59〕腎敗腰疼小便頻，督脈兩旁腎俞除：腎敗是腎臟精氣過於洩漏虧耗之意。頻，頻數，次數多。指因腎精虧耗引起的小便頻數，可取督脈旁的腎俞穴治療。

9. 肘後歌

【題解】

肘後歌選自明嘉靖年間高武的《針灸聚英》。作者根據自己的臨床經驗，總結論述了處方配穴的規律，包括外感病、四肢病、胸脅病、痙攣抽搐病、神志疾病、內科雜病、五官疾病等 35 種病症；論及循經遠道取穴、深刺、淺刺、近刺、異位刺等多種刺灸方法。

本歌處方用穴少而精，均為單穴或雙穴，強調特定穴的應用，並提出針藥並施治病。

全歌為七言韻語，共 102 句，選用 33 個腧穴，以「肘後」作為篇名，蘊含本歌賦所載內容切合實用、取用

針灸歌賦注釋發揮

方便、隨手即得，如同手冊，可隨身常備。

【原文】

頭面之疾針至陰，腿腳有疾風府尋[1]，

心胸有病少府瀉[2]，臍腹有病曲泉針[3]。

肩背諸疾中渚下[4]，腰膝強痛交信憑[5]，

脅肋腿痛後谿妙[6]，股膝腫起瀉太衝[7]。

陰核發來如升大[8]，百會妙穴真可駭[9]。

頂心頭痛眼不開[10]，湧泉下針定安泰[11]。

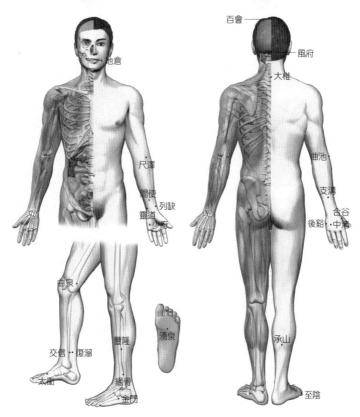

肘後歌穴位 1

鶴膝腫勞〔12〕難移步，尺澤能舒筋骨疼〔13〕；
更有一穴曲池妙，根尋源流〔14〕可調停；
其患若要便安癒，加以風府可用針。
更有手臂拘攣急，尺澤刺深去不仁〔15〕，
腰背若患攣急風〔16〕，曲池一寸五分攻。
五痔〔17〕原因熱血作，承山須下病無蹤〔18〕，
哮喘發來寢不得，豐隆刺入三分深〔19〕。

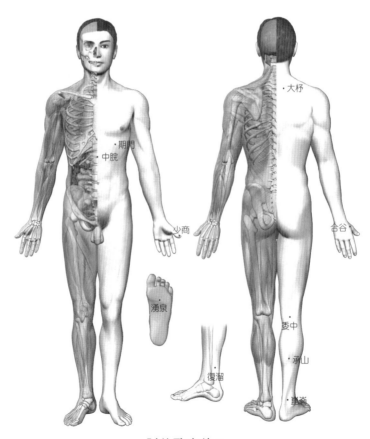

肘後歌穴位 2

狂言盜汗如見鬼〔20〕，惺惺間使便下針〔21〕。
骨寒髓冷火來燒〔22〕，靈道妙穴分明記〔23〕，
瘧疾寒熱真可畏〔24〕，須知虛實可用意；
間使宜透支溝中〔25〕，大椎七壯合聖治〔26〕；
連日頻頻發不休，金門刺深七分是〔27〕。
瘧疾三日得一發，先寒後熱無他語〔28〕，
寒多熱少取復溜，熱多寒少用間使〔29〕。
或患傷寒熱未收，牙關風壅藥難投，
項強反張目直視，金針用意列缺求〔30〕。
傷寒四肢厥逆冷〔31〕，脈氣無時仔細尋〔32〕，
神奇妙穴真有二，復溜半寸順骨行〔33〕。
四肢回還脈氣浮〔34〕，須曉陰陽倒換求，
寒則須補絕骨是，熱則絕骨瀉無憂〔35〕；
脈若浮洪當瀉解，沉細之時補便瘳〔36〕。
百合傷寒最難醫〔37〕，妙法神針用意推，
口噤眼合藥不下〔38〕。合谷一針效甚奇〔39〕。
狐惑傷寒滿口瘡〔40〕，須下黃連犀角湯〔41〕，
蟲在臟腑食肌肉〔42〕，需要神針刺地倉〔43〕。
傷寒腹痛蟲尋食，吐蛔烏梅可難攻〔44〕，
十日九日必定死，中脘回還胃氣通〔45〕。
傷寒痞氣結胸中，兩目昏黃汗不通〔46〕，
湧泉妙穴三分許，速使周身汗自通〔47〕。
傷寒痞結脅積痛，宜用期門見深功〔48〕，
當汗不汗合谷瀉〔49〕，自汗發黃復溜憑〔50〕。
飛虎一穴通痞氣，祛風引氣使安寧〔51〕。

剛柔二痙最乖張〔52〕，口噤眼合面紅妝〔53〕，

熱血流入心肺腑，需要金針刺少商〔54〕。

中滿如何去得根，陰包如刺效如神〔55〕，

不論老幼依法用，須教患者便抬身。

打仆傷損破傷風〔56〕，先於痛處下針攻〔57〕，

後向承山立作效〔58〕，甄權〔59〕留下意無窮。

腰腿疼痛十年春，應針不了便惺惺〔60〕，

大都引氣探根本〔61〕，服藥尋方枉費金。

腳膝經年痛不休，內外踝邊用意求，

穴號崑崙並呂細，應時消散即時瘳〔62〕。

風痺痿厥〔63〕如何治？大杼曲泉真是妙〔64〕，

兩足兩脅滿難伸，飛虎神針七分到〔65〕，

腰軟如何去得根，神妙委中立見效〔66〕。

【註釋發揮】

〔1〕頭面之疾針至陰，腿腳有疾風府尋：取至陰治療頭面疾患，風府治療腿腳部位的病症，均屬循經遠刺，此法來源於《靈樞·終始篇》「病在上者下取之，病在下者高取之，病在頭者取之足，病在腰者取之膕」的取穴規律。至陰是足太陽膀胱經的根穴，可治療內外障眼病，如治療上瞼下垂；風池為膽經穴通陽脈，臨床可以治療下肢運動功能異常，如腿痛、下肢無力等。

〔2〕心胸有病少府瀉：心胸有病，泛指各種心臟疾患以及出現在手少陰心經循行部位的病症。少府，是心經的滎火穴，針用瀉法可治療胸悶、心悸、心慌等疾病。

〔3〕臍腹有病曲泉針：臍腹有病，包括少腹脹痛、

陰挺、陰癢、陰莖痛、小便難、疝氣以及房勞失精等。肝經循行「循股陰，入毛中，環陰器，抵小腹」。曲泉，是肝經合水穴，肝經母穴，可治療肝陰不足，肝腎陰虛，也可清瀉肝經濕熱等引發的上述病症。

〔4〕肩背諸疾中渚下：中渚，為手少陽三焦經的輸木穴，「輸主體重節痛」，治療外邪襲入肩背，氣血凝滯而出現的疼痛諸症，尤其對肩胛區的疼痛有特效。

〔5〕腰膝強痛交信憑：腰膝強痛，指腰部連及腿膝部疼痛，難以轉側。交信，為足少陰腎經腧穴，腎經循行於下肢內側，出膝內緣上行「貫脊屬腎」，若腎經經氣不足，多見腰痛、腰腿痠軟、畏寒等病症，如腎虛兼有寒邪侵襲，則可導致腰膝腿股部牽引疼痛。交信，是陰蹻脈的郄穴，脈具有調節人體運動的功能，故針刺交信可疏通腰膝部氣血、止痛。

〔6〕脅肋腿痛後谿妙：後谿穴通督脈，善於通陽利氣，可治療脅肋疼痛、腰腿痛等氣機阻滯、經絡不通的疾病。

〔7〕股膝腫起瀉太衝：因血行失常，氣凝濕阻，導致股膝部腫脹疼痛，甚至屈伸不利，難以步行時，可瀉太衝穴，以消腫止痛，恢復步行。

〔8〕陰核發來如升大：陰核，應理解為男性的陰囊。此處指小腸疝氣等所引發的陰囊腫大如升。

〔9〕百會妙穴真可駭：駭，驚懼。百會穴可疏通任督二脈氣機，具有溫陽利水、化氣消腫的作用，治療陰囊腫大，常可收到奇效。

〔10〕頂心頭痛眼不開：指巔頂部疼痛劇烈，不能睜眼的現象，屬腎虛或厥陰類頭痛。

〔11〕湧泉下針定安泰：安泰，指安和、安寧、治癒。灸湧泉可以補腎陰之不足，壯水益精，使虛陽不致上犯，治腎虛頭痛。如在該穴施針行瀉法，可發揮清熱、引火下行的功用，治療厥陰頭痛。

〔12〕鶴膝腫勞：鶴膝，指膝部腫大而小腿枯細，狀如仙鶴的膝蓋。腫勞，是日久虛勞成損，損極不復的各種虛勞症的統稱。

〔13〕尺澤能舒筋骨疼：尺澤，位於肘部，對應膝關節，針刺尺澤可緩急止痛，屬遠端對應部位取穴，應取同側尺澤。

〔14〕根尋源流：找到致病的根源。尺澤與曲池二穴相配，治療膝關節病變，是偏重於治本之用。尺澤是手太陰肺經的合水穴；曲池是手陽明大腸經的合土穴，具有疏風、解表、發汗、退熱、利濕的功效。兩穴相配宣調肺氣，壯水益腎，利水滲濕，舒筋活絡以止痛。

〔15〕尺澤刺深去不仁：所謂「尺澤刺深」，是指刺入尺澤的深度，歷代針灸文獻中大多主張刺尺澤以入 3 分為度。仁，感應敏捷。深刺尺澤，可治療手臂拘攣疼痛、麻木等病症。

〔16〕腰背若患攣急風：泛指外感風寒，使腰部出現筋脈攣急、疼痛的症狀。

〔17〕五痔：指牡痔、牝痔、腸痔、脈痔和血痔等 5 種痔疾。五痔還多指各種肛周疾患的總稱。

針灸歌賦注釋發揮

〔18〕承山須下病無蹤：足太陽膀胱經的承山穴是治療各種痔疾的有效穴位。膀胱經經別，經過膝膕窩中，至尻下5吋處別入於肛門。承山穴位於經別起始之處，在該穴針刺，可清熱涼血、通脈順氣，使針感直達肛周，解除疼痛腫脹等症狀。

〔19〕哮喘發來寢不得，豐隆刺入三分深：氣為痰阻，呼吸有聲的為哮；氣逆而呼吸急促，出納升降失常者為喘。豐隆為溝通脾胃二經的絡穴，治療一切與痰飲有關的病症。《醫學綱目》曰：「諸痰為病，頭風喘嗽，一切痰效，取豐隆、中脘。」

根據實熱宜針，虛寒宜灸的原則，治療氣為痰阻之哮喘，可逐痰降氣、平喘。豐隆穴的針刺深度，古今針灸醫籍多無超過1吋以上者。只有《針灸大成》原載本穴應刺3吋，而在《針灸甲乙經》、《銅人腧穴針灸圖經》、《醫學入門》、《類經圖翼》等文獻也均明確指出豐隆刺入3分。

〔20〕狂言盜汗如見鬼：指因心陰虛、內熱盛所導致的盜汗及精神失常等病變。

〔21〕惺惺間使便下針：惺惺，清醒，意為應毫無懷疑地選用間使穴。間使，為手厥陰心包經經穴，可瀉火開郁、靜心寧神而使病人清醒。

〔22〕骨寒髓冷火來燒：指寒證陰盛隔陽於外，表現為熱在皮膚，寒在骨髓，屬裡真寒外假熱的病變，即《素問·陰陽應像大論》中「寒極生熱」、「重寒則熱」的現象。

〔23〕靈道妙穴分明記：靈道是手少陰心經的經穴，五行屬性為金，具有宣通肺氣的作用，治療真寒假熱、水氣淩心證有較好的療效。

〔24〕瘧疾寒熱真可畏：瘧疾，是一種寒熱往來，發作有時的病症。根據發病時寒熱的先後、間歇期的長短以及患者體質強弱的不同，一般分為虛實兩類，大抵邪淺則一日一發，邪稍深則間日一發，邪再深則三日一發。邪氣輕而正不虛，寒熱相等而發作有時，若邪氣重而正氣怯弱，寒熱模糊，勢必混而不分，即所謂「瘧疾寒熱其可畏，須知虛實可用意」。

〔25〕間使宜透支溝中：即從手厥陰心包經的間使穴進針，透刺到與其相對的手少陽三焦經的支溝穴。

〔26〕大椎七壯合聖治：大椎，為督脈與諸陽經的交會穴，具有宣陽和陰、瀉火的功效，是治療各種瘧疾的特效穴。常用瀉（重）灸法。合聖治，是依據古法的意思。

〔27〕金門刺深七分是：金門，是足太陽膀胱經的郄穴。太陽主一身之表，頭痛惡寒發熱，屬邪束太陽經脈的表證，適宜在膀胱經取穴。郄穴有疏通氣血的功效，針瀉金門穴，對於寒熱往來、陰陽相搏，連日發作的瘧疾，能起到調和營衛，解表散邪的作用。金門穴亦是陽維脈的起點，有維絡手足諸陽經的作用。在金門穴施針行瀉法，可宣通諸陽經、袪邪，對於發作過程中所表現出的頭痛身痛等症狀，有緩解與鎮靜的功效。

〔28〕瘧疾三日得一發，先寒後熱無他語：此指邪已隨經絡深入於內的一類瘧疾。瘧疾發作時大多是先振寒，

繼高熱，汗出後即漸見身涼熱退。先寒後熱無他語，是指這種先寒後熱的病症，可酌選常用治瘧穴位治療，取穴時無特殊的規定。

〔29〕寒多熱少取復溜，熱多寒少用間使：復溜，是足少陰腎經的經金穴，母穴，有通調營衛氣血的功能，瘧疾的寒多熱少，是陰盛於陽，衛陽被束的特徵。因此，瘧疾惡寒重於發熱時，針刺復溜，可使上焦通暢，下焦充實，祛除陰邪，振發腎陽，使營衛調和，散寒除瘧。間使，是手厥陰心包經的經金穴，為治瘧特效穴，主治發熱重於惡寒、熱多寒少的一類瘧疾。

〔30〕項強反張目直視，金針用意列缺求：反張，即角弓反張，見於痙病、破傷風等病症。列缺，是手太陰肺經的絡穴，可調節肺與大腸兩經之氣，主治頭項強直、口噤不開等症，有清陰養陰的功效，是治本之法。

〔31〕傷寒四肢厥逆冷：是傷寒六經病症中屬少陰病的一種症候。

〔32〕脈氣無時仔細尋：指沉伏微細等脈象，應仔細揣摩。

〔33〕復溜半寸順骨行：意為治療四肢厥冷病症，針刺復溜要講究一定的針刺方向和深度。復溜穴位於脛骨後方，比目魚肌下端移行於跟腱處，所謂「半寸順骨行」，是指操作時要順著脛骨深刺達 5 分，則療效更為顯著。《針灸大成》曾載：「人脈微細不見，或有或無，宜於少陰經復溜穴上，用圓利針針至骨處，順針下刺，候回陽脈，陽脈生時，方可出針。」

臨床篇

141

〔34〕四肢回還脈氣浮：陰證逐漸轉陽證的現象。

〔35〕寒則須補絕骨是，熱則絕骨瀉無憂：絕骨，為足少陽膽經懸鐘穴的別名，是足三陽之大絡，髓之會穴，治療一切與髓有關病症以及出現在表裡之間，屬寒屬熱的各種虛實病症。

傷寒病的陰證轉陽，由於患者體質的強弱，邪正的盛衰，以及治療的適當與否，往往會出現寒熱不同症候，如有寒象者，當在絕骨穴施行補法或專用灸法，有熱象者，則當以針瀉為主。

〔36〕脈若浮洪當瀉解，沉細之時補便瘳：臨床補瀉手法的應用，當根據「憑證辨脈，以脈合證」的原則。兩種截然不同的脈象，分別宜補宜瀉。浮脈主表，屬陽脈；洪脈是火氣燔灼之候，當用瀉法，瀉熱解表；沉脈屬陰脈，主邪氣內伏的裡證，虛證亦見；細脈為氣血虛，諸虛勞損之候，當用補法。

〔37〕百合傷寒最難醫：百合，病名，最早見於《金匱要略・百合狐惑陰陽毒病脈證治》：「百合病者，百脈一宗，悉治其病也，意欲食復不能食，常默默，欲臥不能臥，欲行不能行。」認為此屬全身百脈的病變，與一般局部疾患不同，沒有定處和定形，神志恍惚，似病非病，且服藥不進，或服藥後出現劇烈吐、瀉，故以百合病定名。此病既難辨認，又不易治療。

〔38〕口噤眼合藥不下：口噤，為牙關緊閉，口不能張的症狀。無法服用藥物。

〔39〕合谷一針效甚奇：針瀉合谷穴，可開閉宣竅，

使針感直接上達口齒頰部，消除口噤不開的現象。此外，合谷還有通表理氣，引熱下行的作用。

〔40〕狐惑傷寒滿口瘡：狐惑，病名，以咽喉、口腔、眼及外陰潰爛為主症，並見精神恍惚不安等。始見於《金匱要略》，本病症狀變化不定，狀如傷寒，又不是真正的傷寒，症狀多端，且神志霍亂狐疑，故稱狐惑。《醫宗金鑑》認為狐惑是牙疳、下疳等瘡的古名，《諸病源候論》認為是蟲食病。

〔41〕須下黃連犀角湯：本病多為脾土不運，濕熱蒸化而生。脾開竅於口，口瘡為濕熱上蒸所致，故治療本病，當以黃連犀角湯為主。

〔42〕蟲在臟腑食肌肉：泛指寄生在腸中的各種蟲類吸收營養，致使形體消瘦。

〔43〕需要神針刺地倉：地倉，是足陽明胃經與手陽明大腸經、任脈、陽蹻脈四脈的交會穴。除陽蹻脈之外，各經脈循行均挾口環唇，故在地倉穴施行針刺，可清洩口唇周圍的熱毒，和陽宣腑，疏瀉濕熱，以消除口瘡症狀。

〔44〕傷寒腹痛蟲尋食，吐蛔烏梅可難攻：是指寒邪直中三陰出現腹部冷痛、下利完穀、蜷臥、肢冷、囊縮、吐蛔等危重症候。治療寒邪直中三陰，腹痛吐蛔重症，與治療蛔厥症不同，僅用烏梅丸殺蟲，不能立即奏效。所謂「蟲尋食」，是形容發生吐蛔時，臟寒胃虛，蛔蟲在腹內擾動。

〔45〕十日九日必定死，中脘回還胃氣通：指陽消陰長、陽不勝陰之證，發展遷延至相當時日，必致死候。中

脘是胃之募穴，可以調和中焦，統治一切脾胃疾患。在該穴施灸，可溫中暖腑，散除寒邪，通調胃氣，止腹痛與嘔吐，發揮回陽固脫的作用。即「中脘回還胃氣通」之意。

〔46〕傷寒痞氣結胸中，兩目昏黃汗不通：指傷寒太陽病因誤下而邪熱阻隔氣分，自覺胸脘痞塞滿悶，鬱結不舒。《傷寒論·太陽篇》對於這種痞症的形成記載：「脈浮而緊，而復下之，緊反入裡，則作痞，按之自濡，但氣痞耳。」同篇第一六四條又說：「傷寒，大下後，復發汗，心下痞，惡寒者，表未解也，不可攻痞，當先解表，表解乃可攻痞。解表宜桂枝湯，攻痞宜大黃黃連瀉心湯。」說明大下之後，再發其汗，則重傷正氣，熱邪乘虛入裡，致成痞證。

「兩目昏黃汗不通」即屬這類病情。目黃，當指內熱而言，汗不通，指表邪尚未解。

〔47〕湧泉妙穴三分許，速使周身汗自通：治療這類內有邪熱、表猶未解的痞證，在攻痞之前，首先應微汗解表，湧泉穴治療本病，以滋陰發汗清熱解表。

〔48〕傷寒痞結脅積痛，宜用期門見深功：泛指熱邪入裡，陽氣內陷，發生胸中痞悶不舒，脅下積聚而痛的病變。《內經》云：「邪在肝，則兩脅中痛」，「肝病者，兩腋下痛引少腹。」期門穴是肝之募穴，肝經、脾經、陰維三脈的交會穴，為治療各種脅肋疼痛的主穴，具有疏肝行氣、清熱散瘀、寬胸通結的功效。

〔49〕當汗不汗合谷瀉：指太陽病多日未解，表實失汗，陽邪太甚，不得透達，脈浮緊，無汗、表邪猶在的症

候。合谷穴是手陽明大腸經的原穴，大腸與肺相表裡，合谷穴可貫通表裡二經，治療肌表與肺臟有關的疾患。另外，合谷為陽明經的原穴，陽主表，具有輕清走表，宣行氣分之熱，升散透發的功用，施行針瀉，治療當汗不汗表邪未解之症。

〔50〕自汗發黃復溜憑：發黃，是指由於濕遏熱伏所出現的一種症候。身熱發黃與頭汗出主要是因瘀熱在裡，濕熱互結，蒸鬱不化所致。復溜穴為足少陰腎經的母穴，具有滋陰降火、清熱利濕的功效，濕熱發黃多因濕無出路、三焦氣化失常所致，上至胸膈，下至膀胱，俱為熱邪所傷，多並見小便不利之症。上焦肺氣不宜，不能通調水道，下焦的腎氣失於蒸化，使水濕壅滯而成尿閉。復溜穴性屬金，能夠宣降肺氣，使水道通暢；同時還可調整下焦氣機，振發腎氣的蒸化作用，使小便得以暢通，瀉熱滲濕，使黃從小便利出。

〔51〕飛虎一穴通痞氣，袪風引氣使安寧：痞氣，是指外無形跡，自覺胸脘痞悶不舒的症候。痞滿的形成原因很多，如脾胃虛弱，誤下傷中，或濕熱挾痰，或飲食阻滯，或痰氣搏結及暴怒憂鬱等。治療方法當根據不同的病情，靈活運用。飛虎，為手少陽三焦經支溝穴的別名。《難經・第三十一難》說：「三焦者，水穀之道路，氣之所終始也。」《難經・第三十八難》說：「三焦為原氣之別，主持諸氣。」說明三焦有導行原氣，出納運化於周身的功能，三焦氣機運行失常而引起的各種病變，都可取三焦經穴。支溝穴理氣開鬱散風有卓效，可消除形成痞滿的

各種因素。

〔52〕剛柔二痓最乖張：四肢筋脈牽引拘急、項背強直如弓、口噤等症謂之痓。發熱惡寒、無汗者為剛痓；發熱汗出，不惡寒為柔痓。乖張，指不順，不正常。

〔53〕口噤眼合面紅妝：口噤不開、面赤目赤等症狀。

〔54〕熱血流入心肺腑，需要金針刺少商：熱血流入心肺腑指上焦心、肺二臟壅熱、津血枯燥、不能營養筋脈而致的痓病。治療應以退熱為原則。少商穴是肺經脈氣所出之處，刺之可以宣通肺氣，疏解上焦壅熱，主治各種熱性病。微刺出血，清瀉諸臟之熱的功效更強。

〔55〕中滿如何去得根，陰包如刺效如神：中滿，指木不疏土而致中焦腹部脹滿不舒症。取足厥陰肝經陰包穴，疏調肝氣，溫下瀉寒，舒筋降逆，通利小便，從根本上治療由肝鬱所導致的中滿之症。

〔56〕打仆傷損破傷風：破傷風是指因外傷跌仆、金刃損傷，導致風邪直接侵襲經絡，出現牙關緊閉、四肢抽搐、角弓反張、項背強直、苦笑面容等症狀。

〔57〕先於痛處下針攻：治療破傷風可在患部周圍及四肢的適當穴位施行針刺，以發汗解表，驅散風邪。

〔58〕後向承山立作效：承山，是膀胱經穴，足太陽膀胱經，主一身之表，通全身營衛，為諸經的藩籬，一切外感病邪的侵襲，太陽即首當其衝，故解散表邪宜選足太陽膀胱經穴位。《內經》中有「風痓身反張，先取足太陽」的記載。承山為治療轉筋的常用穴，可消除下肢強直性痓

攣，亦可疏調本經的經氣，緩解頭項強痛、角弓反張等症狀。

〔59〕甄權：唐代名醫。今河南省扶溝縣人，擅長針灸，撰有《針方》、《明堂人形圖》等書。「後向承山立作效，甄權留下意無窮」意思是承山穴作為治療破傷風的一個有效穴，由來已久。

〔60〕腰腿疼痛十年春，應針不了便惺惺：腰腿疼痛是中老年人常見病，如失於調治，往往遷延難癒，常纏綿數月或數年不等。惺惺，是輕鬆、輕快之意。指對腰腿疼痛久者，可局部配用「應」穴（以遠穴為「主」，近穴為「應」），不等針刺結束，病人就會感到輕鬆。「應」穴也可理解為天應穴，10年之病必有瘀血，取局部阿是穴以活血化瘀。

〔61〕大都引氣探根本：大都，是足太陰脾經滎穴，為脾經母穴，能益火生土，振作脾陽，調中補虛，使血行旺盛，治療因久病脾胃虛弱、氣血津液不足及脾陽虛衰、陰寒偏勝所引起的肢冷惡寒，腰腿疼痛。乃治本之法。

〔62〕腳膝經年痛不休……應時消散即時瘳：內外踝邊，指內踝附近的太谿穴與外踝附近的崑崙穴。呂細，是太谿穴的別名。崑崙，五行屬火，有清熱瀉火、消腫止痛的功效，腳膝部乃膀胱經循行所過之處，在崑崙穴行瀉法，可疏通膀胱經氣，為治療下肢疾患的常用穴。太谿是腎經原穴，可補可瀉，行補法可益腎固精，促進腎陽的溫煦作用，使氣血通暢，有利於消除外邪。兩穴一內一外，陰陽相配，攻邪與扶正並施，可治療經年不癒的腳膝疼

痛。

〔63〕風痺痿厥：風痺，又稱行痺、周痺、筋痺，以身體沉重，痛無定處為特徵；痿厥，即四肢寒冷，軟弱無力的病症。

〔64〕大杼曲泉真是妙：大杼，為骨之會穴，治療一切骨病。最適宜治療挾有表證，或見發熱的風痺。針刺用瀉法，可疏風清熱，緩解筋骨疼痛。曲泉，是足厥陰肝經的合水穴，為肝經的母穴，肝主筋，針刺用補法或施行灸法，可舒筋止痛。

〔65〕兩足兩脅滿難伸，飛虎神針七分到：支溝（別名飛虎）是手少陽三焦經的經穴，手足少陽經氣互通，故取三焦經穴，治療足少陽膽經的病變，是臨床上常用的取穴法則。

支溝穴具有疏調三焦氣機、清熱瀉火的功效，為治療脅肋疼痛、胸結痞滿及兩足難伸等症的要穴。飛虎神針七分到，是強調深刺的作用。《醫學綱目》中對這種深刺法亦有記載：「脅肋痛，取支溝透間使瀉之。」

〔66〕腰軟如何去得根，神妙委中立見效：腰軟，是腎虛病症候之一，多因血虛血瘀經脈無養所致。委中穴具有宣通經脈、調和氣血的作用，為主治一切腰背病的特效穴。對於因外感風寒濕邪凝結經絡、瘀血及挫閃性的腰背疾患，委中穴更有化氣散滯、行瘀通絡的作用。

另外，委中也是補虛治痿的要穴。針刺用補法，治療腰軟症可獲顯著功效。

10. 馬丹陽天星十二穴治雜病歌

【題解】

馬丹陽天星十二穴治雜病歌為馬丹陽所撰。馬丹陽，宋代扶風人，字宜甫，後改名為鈺，字元寶。馬丹陽為金代貞元年間進士，大定年間，遇重陽子王嘉，授以道術，成為道教北宗的代表人物之一，號丹陽順化真人，故世稱馬丹陽。精通針灸。

本歌是馬丹陽根據自己多年臨床實踐經驗及心得體會編寫而成。首載於元代王國瑞的《扁鵲神應針灸玉龍經》中，題為《天星十一穴歌訣》。明代徐鳳的《針灸大全》中增加了太衝穴，題為「馬丹陽天星十二穴治雜病歌」。

《靈樞》中載「七曰毫針，七者星也，星者人之七竅」，即天有七星，人有七竅之意。「天」指上部，喻這12個穴的主治作用與頭部或上焦密切相關；同時還指這12個穴位，如同天上的星宿，可以替代人體300餘穴，用毫針刺這些穴位，療效迅速猶如神授。

本歌在針灸醫學史上佔有重要位置，歌中總結了十二要穴，詳細闡述了各穴的部位、取穴方法、功用及主治等。12個腧穴中只有環跳穴位近軀幹，其餘11穴均位於肘膝關節以下，安全方便，療效可靠。

【原文】

三里內庭穴，曲池合谷接，
委中配承山，太衝崑崙穴，
環跳與陽陵，通里並列缺。

合擔用法擔，合截用法截〔1〕，
三百六十穴，不出十二訣，
治病如神靈，渾如湯潑雪〔2〕，
北斗降真機，金鎖教開徹，
至人〔3〕可傳授，匪人莫浪說〔4〕。

其一

三里膝眼下，三寸兩筋間，
能通心腹脹，善治胃中寒，
腸鳴並泄瀉，腿腫膝胻酸〔5〕，
傷寒羸〔6〕瘦損，氣蠱〔7〕及諸般，
年過三旬後，針灸眼變寬〔8〕，
取穴當審的，八分三壯安〔9〕。

其二

內庭次趾外，本屬足陽明，
能治四肢厥〔10〕，喜靜惡聞聲，
癮疹〔11〕咽喉痛，數欠〔12〕及牙疼，
瘧疾不能食，針著便惺惺〔13〕。
（針三分，灸三壯）

其三

曲池拱手取，屈肘骨邊求，
善治肘中痛，偏風〔14〕手不收，
挽弓開不得〔15〕，筋緩莫梳頭，

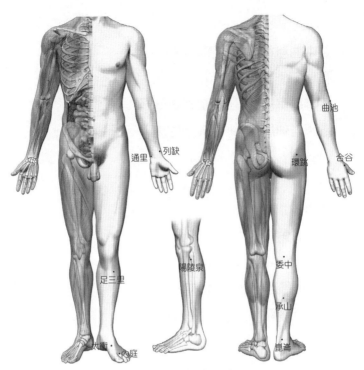

馬丹陽天星十二穴

喉閉 [16] 促欲死，發熱更無休，
遍身風癬癩 [17] ，針著即時瘳 [18] 。
（針五分，灸三壯）

其四

合谷在虎口，兩指岐骨間 [19] ，
頭疼並面腫，瘧疾熱還寒 [20] ，
齒齲鼻衄血 [21] ，口噤不開言，
針入五分深，令人即便安。
（灸三壯）

其五

委中曲瞅裡，橫紋脈中央，
腰痛不能舉，沉沉引脊樑[22]，
痠疼筋莫展[23]，風痺復無常[24]，
膝頭難伸屈[25]，針入即安康。

（針五分，禁灸）

其六

承山名魚腹[26]，腨腸[27]分肉間，
善治腰疼痛，痔疾大便難[28]，
腳氣並膝腫，輾轉戰疼痠，
霍亂及轉筋，穴中刺便安。

（針七分，灸五壯）

其七

太衝足大趾，節後二寸中[29]，
動脈知生死[30]，能醫驚癇風，
咽喉並心脹，兩足不能行，
七疝偏墜腫，眼目似雲朦[31]，
亦能療腰痛，針下有神功。

（針三分，灸三壯）

其八

崑崙足外踝，跟骨上邊尋，
轉筋腰尻[32]痛，暴喘滿衝心[33]，

舉步行不得，一動即呻吟，

若欲求安樂，須於此穴針。

（針五分，灸三壯）

其九

環跳在髀樞，側臥屈足取，

折腰[34]莫能顧，冷風並濕痺，

腿胯連腨痛，轉側重欷歔[35]，

若人針灸後，頃刻病消除。

（針二寸，灸五壯）

其十

陽陵居膝下，外廉一寸中，

膝腫並麻木，冷痺及偏風，

舉足不能起，坐臥似衰翁，

針入六分止，神功妙不同。

（灸三壯）

其十一

通里腕側後，去腕一寸中，

欲言聲不出[36]，懊惱及怔忡，

實則四肢重，頭腮面頰紅，

虛則不能食，暴瘖面無容[37]，

毫針微微刺，方信有神功。

（針三分，灸三壯）

其十二

列缺腕側上，次指手交叉，

善療偏頭患，遍身風痺麻，

痰涎頻壅上，口噤不開牙，

若能明補瀉，應手即如拿。

（針三分，灸五壯）

【註釋發揮】

〔1〕合擔用法擔，合截用法截：指取穴方法。擔，是挑，擔法形容病在中而上下取穴或左右取穴互相呼應，如胃脘痛取兩側足三里為擔。截，有阻斷之意，獨取一穴以阻斷病勢，如膝痛膝腫取同側的足三里為截。明代汪機《針灸問對》說：「截者截穴，用一穴也，擔者二穴，或手足二穴，或兩手兩足各一穴也。」

〔2〕渾如湯潑雪：就像開水潑在雪上立刻融化一樣，喻治病效果靈驗。

〔3〕至人：指有修養、誠實的人。即思想道德水準達到最高境界的人。《荀子‧天論》：「故明於天人之分，則可謂至人矣。」《莊子‧天下》：「不離於真，謂之至人。」

〔4〕匪人莫浪說：匪人本指非親人，引申為行為不正的人。莫浪說是不要任意亂說。意為這種方法不能傳授給行為不正之人。

〔5〕胻酸：胻（ㄏㄥˊ），指小腿、脛骨部分。此指足三里可治療腿腫脛酸的下肢疾患。

〔6〕羸：瘦弱。

〔7〕氣蠱：泛指氣機鬱滯所致胸腹脹滿之症。症見腹部膨隆明顯，叩之如鼓，甚則一身盡腫。足三里可調暢氣機，調理脾胃，升清降逆，寬中開瘀，可治療氣蠱及諸般病症。

〔8〕年過三旬後，針灸眼變寬：歷代文獻中多將三里穴列為小兒禁灸穴，認為小兒乃稚陰稚陽之體，氣血未充，灸足三里可致目不明等症。30 歲以後，氣血已盛，足三里可引火下行，降逆清熱，對目赤腫痛、視物不清等病症有較好療效，可使體健眼亮。

〔9〕八分三壯安：指針刺足三里一般深度是 8 分，灸 3 壯。

〔10〕四肢厥：指針刺用補法或灸內庭穴能溫中散寒，振發胃陽，治療陽虛，陽氣不達四末之四肢厥冷。

〔11〕癮疹：即蕁麻疹，目前臨床常用內庭穴治療過敏性疾病。

〔12〕數欠：即頻頻打呵欠，為胃氣不足。

〔13〕瘧疾不能食，針著便惺惺：惺惺，警覺之意，此作省悟解。內庭穴具有瀉熱、降逆的功效，治療瘧疾不能食。

〔14〕偏風：指一側肢體偏癱或不能隨意運動。

〔15〕挽弓開不得：指肘臂拘攣疼痛，不能伸直。針刺曲池穴，可疏通局部氣血，舒筋活絡。

〔16〕喉閉：指喉風、喉痺類病症。

〔17〕風癬癩；以奇癢為特徵的癬及癩疥等皮膚病。瀉曲池可清熱祛風止癢，補之可滋陰潤燥。

〔18〕瘳：病癒。

〔19〕兩指岐骨間：古書多記載合谷穴在第 1、2 掌骨結合部前的凹陷中，與現在的定位有差異。

〔20〕瘧疾熱還寒：合谷穴具有疏風解表、宣肺清熱的功效，可治療瘧病寒熱往來。

〔21〕齒齲鼻衄血：齲，蛀牙，蟲牙。衄，鼻出血。

〔22〕沉沉引脊樑：腰脊沉重疼痛。沉沉，重著，沉重。

〔23〕筋莫展：筋骨屈伸不利。

〔24〕風痺復無常：委中穴具有祛風勝濕、舒筋活血的功效，可治療風痺反覆發作。

〔25〕膝頭難伸屈：膝關節難以屈伸。如鶴膝風之類。

〔26〕魚腹：承山穴的別名。因穴在小腿後軟肉處而得名。

〔27〕腨腸：小腿肚。

〔28〕痔疾大便難：足太陽經別從承山穴附近「別入於肛」，故刺承山穴可清熱涼血，調理氣機，通便消痔。

〔29〕節後二寸中：太衝穴屬肝經，位於足背第 1、2 蹠骨結合部之前方凹陷處，約距本節 2 吋。

〔30〕動脈知生死：太衝穴下有動脈應手，可依太衝脈之盛衰判斷生死。

〔31〕眼目似雲朦：太衝穴可補可瀉，治療肝火上炎或肝腎陰虛所致的兩目昏花，如雲霧障目。

〔32〕尻：脊骨的末端、臀部。

〔33〕暴喘滿衝心：指崑崙穴可治療突發的喘咳胸滿，氣上衝心。

〔34〕折腰：折，屈的意思。此處比喻腰痛不能俯仰、轉側，轉動時腰部如折斷樣疼痛。

〔35〕欷歔：嘆氣，抽噎聲。意為轉動身體時，痛苦不堪而發出呻吟之聲。

〔36〕欲言聲不出：通里為手少陰心經的絡穴。「循經入於心中，系舌本」。能寧心通絡，通利舌竅。善於治療暴瘖、中風失語、癔病性失語等病症。

〔37〕暴瘖面無容：暴瘖指突然聲音嘶啞，不能出聲。瘖，啞。

11. 長桑君天星秘訣歌

【題解】

長桑君天星秘訣歌出於明代朱權編撰的《乾坤生意》，該書約刊於 14 世紀末，卷帙不多，但包羅頗廣，內容包括運氣、各科病症治法以及丹藥、膏藥、針灸等。本歌根據證之標本、緩急而定出取穴的主次先後，所列各證都配以穴位主治，經後人長期實踐證明，確有療效。「長桑君」見於《史記·扁鵲倉公列傳》，傳為扁鵲之師。本歌借「長桑君」之名，喻示歌訣療效高，值得珍視。

【原文】

天星秘訣少人知，此法專分前後施[1]，
若是胃中停宿食[2]，後尋三里起璇璣[3]。

脾病血氣[4]先合谷，後刺三陰交莫遲；
如中鬼邪先間使[5]，手臂攣痺取肩髃。
腳若轉筋並眼花，先針承山次內踝[6]，
腳氣[7]痠疼肩井先，次尋三里陽陵泉；
如是小腸連臍痛，先刺陰陵後湧泉。
耳鳴腰痛先五會[8]，次針耳門三里內。
小腸氣[9]痛先長強，後刺大敦不要忙。
足緩難行先絕骨，次尋條口及衝陽。

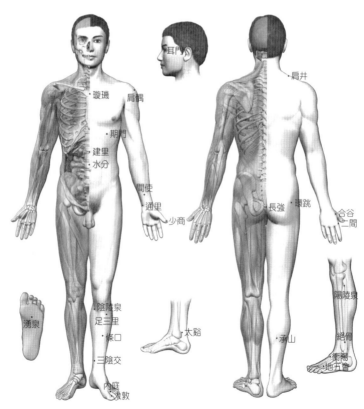

長桑君天星秘訣歌穴位

牙疼頭痛兼喉痺，先刺二間後三里。

胸膈痞滿先陰交，針到承山飲食喜；

肚腹浮腫脹膨膨[10]，先針水分瀉建里。

傷寒過經不出汗，期門通里先後看，

寒瘧面腫及腸鳴，先取合谷後內庭。

冷風濕痺針何處？先取環跳次陽陵，

指痛攣急少商好，依法施之無不靈。

此是桑君真口訣，時醫莫作等閒輕。

【註釋發揮】

〔1〕此法專分前後施：意為取穴分先後主次。

〔2〕宿食：或稱宿滯、食積。因脾胃運化失司或脾胃有寒，食物經宿不消，停於胃腸，故名。宿，停留，停滯。

〔3〕後尋三里起璇璣：意為先取璇璣穴，後取足三里。璇璣為任脈經穴，位於胸骨上窩中點下1吋，具有健脾和胃、消積導滯的功效，為消食導滯要穴。

〔4〕脾病血氣：脾主統血，主輸布精微。此指因脾虛導致的血氣不充之證。

〔5〕如中鬼邪先間使：中鬼邪指神志病，間使為心包經的經穴，為理氣要穴，具有較好的行氣散滯作用，凡氣機阻滯、氣機逆亂及氣滯血行不暢、瘀血阻滯所致的神志諸證，皆可配取間使施治。

〔6〕內踝：指內踝與跟腱之間的太谿穴。

〔7〕腳氣：病名，又稱腳弱。因外感濕邪風毒，或飲食厚味，致積濕生熱，流注於腳而成。其症先起於腿

腳，出現麻木、痠痛、軟弱無力，或攣急，或腫脹，或萎枯，或脛紅腫、發熱，進而入腹攻心，多見嘔吐不食、心悸、氣喘、神志恍惚、言語錯亂等症。

〔8〕耳鳴腰痛先五會：治療耳鳴腰痛應先取足少陽膽經的地五會。

〔9〕小腸氣：疝的一種，狐疝的別名。

〔10〕脹膨膨：指腹部脹大如鼓。

12. 雜病十一穴歌

【題解】

雜病十一穴歌引自《針灸聚英》，作者姓氏不詳。

本歌主要論述了頭痛、牙痛、耳聾、肩臂痛及咽以下至臍的各種雜病的取穴規律、針刺深淺和補瀉所宜。本歌選穴以頭面部及四肢部腧穴為主，雖名為雜病十一穴歌，實際所載穴位已經超出了 11 個。

【原文】

攢竹絲空主頭疼，偏正皆宜向此針〔1〕，
更去大都徐瀉動〔2〕，風池針刺三分深；
曲池合谷先針瀉，永與除病〔3〕病不侵，
依此下針無不應，管教隨手便安寧。
頭風頭痛與牙疼，合谷三間兩穴尋〔4〕，
更向大都針眼痛，太淵穴內用針行；
牙疼三分針呂細〔5〕，齒痛依前指上明〔6〕，
更推大都左之右，交互相迎仔細迎。

聽會兼之與聽宮，七分針瀉耳中聾，
耳門又瀉三分許，更加七壯灸聽宮；
大腸經內將針瀉，曲池合谷七分中，
醫者若能明此理，針下之時便見功。
肩背並和肩膊疼，曲池合谷七分深，
未癒尺澤加一寸，更於三間次第行；
各入七分於穴內，少風二府刺心經[7]，
穴內淺深依法用，當時蠲疾[8]兩之輕。

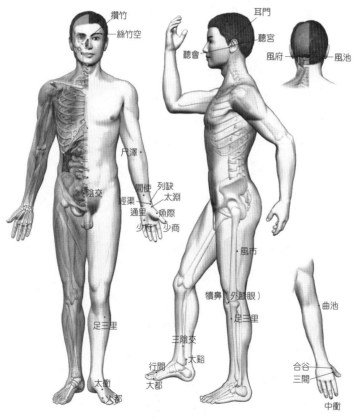

雜病十一穴

咽喉以下至於臍，胃脘之中百病危，
心氣痛時胸結硬，傷寒嘔噦悶涎隨[9]；
列缺下針三分許，三分針瀉到風池，
二指三間並三里，中衝還刺五分依。
汗出難來刺腕骨，五分針瀉要君知，
魚際經渠並通里，一分針瀉汗淋漓；
二指三間及三里，大指[10]各刺五分宜，
汗至如若通遍體，有人明此是良醫。
四肢無力中邪風，眼澀難開百病攻，
精神昏倦多不語，風池合谷用針通；
兩手三間隨後瀉，三里兼之與太衝，
各入五分於穴內，迎隨得法有奇功。
風池手足指諸間，右瘓偏風左曰癱，
各刺五分隨後瀉，更灸七壯便身安；
三里陰交行氣瀉，一寸三分量病看，
每穴又加三七壯，自然癱瘓即時安。
肘痛將針刺曲池，經渠合谷共相宜，
五分針刺於二穴，瘧病纏身便得離；
未癒更加三間刺，五分深刺莫憂疑，
又兼氣痛憎寒熱[11]，間使行針莫用遲。
腿胯腰疼痞氣[12]攻，髖骨穴[13]內七分窮，
更針風市兼三里，一寸三分補瀉同；
又去陰交瀉一寸，行間仍刺五分中，
剛柔進退隨呼吸，去疾除病捻指功[14]。
肘膝疼時刺曲池，進針一寸是相宜，

左病針右右針左，依此三分瀉氣奇；

膝痛二寸針犢鼻，三里陰交要七次，

但能仔細尋其理，劫病之功在片時。

【註釋發揮】

〔1〕攢竹絲空主頭疼，偏正皆宜向此針：攢竹、絲竹空均位於頭面部，是治療偏正頭痛的要穴。

〔2〕更去大都徐瀉動：徐，慢之意。徐瀉，可理解為針刺大都穴，長時間用瀉法。

〔3〕痾：病。《巢氏病源‧風虛勞候》曰：「風虛者，百痾之長。」

〔4〕合谷三間兩穴尋：強調這種情況應該同時選合谷穴與三間穴。

〔5〕呂細：太谿穴的別稱，出於《針灸聚英》。

〔6〕齒痛依前指上明：齒與牙不同。《說文》：「牡齒也。」牙與齒的區別是：牙是牡齒，即雄齒，像雄性動物的生殖器之形；齒是牝齒，即雌齒，像雌性動物生殖器之形，即缽臼之形。

牙本義是指犬齒，即「雅」，字或從牙從奇（音期）。泛指上下前排的犬齒和門齒，是野獸的進攻型武器。「齒」字形為「止」下有缽臼之形，為受物之形，功能是碾磨食物，與「牙」的穿刺撕裂功能迥異，即臼齒。即如果牙痛與齒痛同時出現，則為重症，可取上面所提到的手背上的合谷穴，即太谿穴配伍合谷穴以加強療效。

〔7〕少風二府刺心經：即刺手少陰心經的少府及風府。

〔8〕蠲疾：即祛除疾病。蠲，祛除。

〔9〕嘔噦悶涎隨：噦，呃逆，乾嘔。悶涎，悶證而有涎水者。列缺、風池、三間、足三里、中衝等穴配伍形成的處方，廣泛地應用於上中兩焦的各種病症，尤其適於呃逆、乾嘔以及痰阻上焦的胸悶等症。

〔10〕大指：手太陰肺經的少商穴。

〔11〕氣痛憎寒熱：氣痛指因氣滯阻塞經脈而作痛之症；憎，厭惡；寒熱，指寒熱瘧疾。

〔12〕痞氣：痞，閉塞不通。痞氣，五積之一，屬脾之積。多因脾虛氣鬱，痞塞不通，留滯積結而成。症見胃脘部腫塊凸起，肌肉消瘦，四肢無力等。

〔13〕髖骨穴：經外奇穴，在大腿前，梁丘穴外 1 吋陷中。對腰腿部疼痛，有較好療效。

〔14〕去疾除病捻指功：強調提插捻轉等針刺手法的重要。

13. 玉龍歌

【題解】

玉龍歌最早載於元代王國瑞撰寫的《扁鵲神應針灸玉龍經》，作者不詳。題名「一百二十穴玉龍歌」，刊於 1329 年，託名扁鵲所傳，聊以自重。明代楊繼洲在《針灸大成》中簡稱玉龍歌。

唐代段成式等人在《酉陽雜俎》中載：「楊光欣獲玉龍一枚，長一尺二寸，高五寸，雕縷精妙，不似人作。」

本歌名之為「玉龍」，一取其貴，二取其一百二十穴，合玉尺長一尺二寸之意。

　　本歌重視經絡理論，強調辨證施治，按病之寒熱虛實分別施針或艾灸或針灸並用。舉症列穴，簡明扼要，通俗易懂，朗朗上口，具有較高的臨床參考價值，被臨床醫家公認為最實用的針灸歌賦之一。舊時江湖郎中有「秉玉龍一首歌訣而養家餬口」之說，可見其神妙所在。

【原文】

　　扁鵲授我玉龍歌[1]，玉龍一試絕沉疴[2]，

　　玉龍之歌真罕得，流傳千載無差訛[3]。

　　我今歌此玉龍訣，玉龍一百二十穴[4]，

　　醫者行針殊妙絕[5]，但恐時人自差別[6]。

　　補瀉分明指下施，金針一刺顯明醫，

　　傴者立伸僂者起[7]，從此名揚天下知。

　　（原註：凡患傴者，補曲池，瀉人中；患僂者，補風池，瀉絕骨。）

　　中風不語最難醫，髮際頂門[8]穴要知，

　　更向百會明補瀉，即時甦醒免災危。

　　（原註：頂門即囟會也，禁針，灸五壯。百會先補後瀉，灸七壯，艾如麥大。）

　　鼻流清涕名鼻淵[9]，先瀉後補疾可痊，

　　若是頭風並眼痛，上星穴內刺無偏。

　　（原註：上星穴流涕並不聞香臭者，瀉俱得氣補。）

　　頭風[10]嘔吐眼昏花，穴取神庭始不差，

　　孩子慢驚[11]何可治，印堂刺入艾還加。

（原註：神庭入三分，先補後瀉。印堂入一分，沿皮透左右攢竹，大哭效，不哭難。急驚瀉，慢驚補。）

頭項強痛難回顧，牙疼並作一般看，

先向承漿明補瀉，後針風府即時安[12]。

（原註：承漿宜瀉，風府針不可深。）

偏正頭風痛難醫，絲竹金針亦可施，

沿皮向後透率谷，一針兩穴世間稀。

偏正頭風有兩般，有無痰飲細推觀，

若然痰飲風池刺，倘無痰飲合谷安[13]。

（原註：風池刺一寸半，透風府穴，此必橫刺方透也，宜先補後瀉，灸十一壯。合谷穴針至勞宮，灸二七壯。）

口眼喎斜最可嗟，地倉妙穴連頰車，

　左瀉右依師[14]正，　右瀉左莫令斜。

（原註：灸地倉之艾，如綠豆，針向頰車，頰車之針，向透地倉。）

不聞香臭從何治？迎香兩穴可堪攻，

先補後瀉分明效，一針未出氣先通。

耳聾氣閉[15]痛難言，須刺翳風穴始痊，

亦治項上生瘰癧，下針瀉動即安然。

耳聾之症不聞聲，痛癢蟬鳴不快情，

紅腫生瘡須用瀉[16]，宜從聽會用針行。

偶爾失音言語難，啞門一穴兩筋間，

若知淺針莫深刺，言語音和照舊安。

眉間疼痛苦難當，攢竹沿皮刺不妨，

若是眼昏皆可治，更針頭維即安康。

（原註：攢竹宜瀉，頭維入一分，沿皮透兩額角，疼瀉，眩暈補。）

兩眼紅腫痛難熬，怕日羞明心自焦，

只刺睛明魚尾穴[17]，太陽出血自然消。

（原註：睛明針五分，後略向鼻中，魚尾針透魚腰，即瞳子髎，俱禁灸。如虛腫不宜去血。）

眼痛忽然血貫睛[18]，羞明更澀最難睜，

須得太陽針血出，不用金刀疾自平。

心血炎上兩眼紅，迎香穴內刺為通[19]，

若將毒血搐出後，目內清涼始見功[20]。

（原註：內迎香二穴，在鼻孔中，用蘆葉或竹葉，搐入鼻內，出血為妙，不癒再針合谷。）

強痛脊背瀉人中，挫閃腰痠亦可攻，

更有委中之一穴，腰間諸疾任君攻。

（原註：委中禁灸。四畔紫脈上皆可出血，弱者慎之。）

腎弱腰疼不可當，施為行止甚非常，

若知腎俞二穴處，艾火頻加體自康。

環跳能治腿股風，居髎二穴認真攻，

委中毒血更出盡，愈見醫科神聖功。

（原註：居髎灸則筋縮。）

膝腿無力身立難，原因風濕致傷殘，

倘知二市[21]穴能灸，步履悠然漸自安。

（原註：俱先補後瀉。二市者，風市、陰市也。）

髖骨[22]能醫兩腿疼，膝頭紅腫不能行，

必針膝眼膝關穴，功效須臾病不生。

（原註：膝關在膝蓋下，犢鼻內，橫針透膝眼。）

寒濕腳氣不可熬，先針三里及陰交，

再將絕骨穴兼刺，腫痛登時立見消[23]。

（原註：即三陰交也。）

腫紅腿足草鞋風[24]，須把崑崙二穴攻，

申脈太谿如再刺，神醫妙訣起疲癃[25]。

（原註：外昆針透內呂。）

腳背痛起丘墟穴，斜針出血即時輕，

解谿再與商丘識，補瀉行針要辨明。

行步艱難疾轉加，太衝二穴效堪誇，

更針三里中封穴，去病如同用手抓。

膝蓋紅腫鶴膝風，陽陵二穴亦堪攻，

陰陵針透尤收效，紅腫全消見異功。

腕中無力痛艱難，握物難移體不安，

腕骨一針雖見效，莫將補瀉等閒看。

急疼兩臂氣攻胸，肩井分明穴可攻，

此穴元來真氣聚，補多瀉少應其中。

（原註：此二穴針二寸效，乃五臟真氣所聚之處，倘
或體弱針暈，補足三里。）

肩背風氣連臂疼，背縫[26]二穴用針明，

五樞亦治腰間痛，得穴方知疾頓輕。

（原註：背縫二穴，在背肩端骨下，直腋縫尖，針二
寸，灸七壯。）

針灸歌賦注釋發揮

兩肘拘攣筋骨連，艱難動作欠安然，

只將曲池針瀉動，尺澤兼行見聖傳〔27〕。

（原註：尺澤宜瀉不灸。）

肩端紅腫痛難當，寒濕相爭氣血狂，

若向肩髃明補瀉，管君多灸自安康。

筋急不開手難伸，尺澤從來要認真，

頭面縱有諸樣症，一針合谷效通神。

腹中氣塊痛難當，穴法宜向內關防，

八法有名陰維穴，腹中之疾永安康。

（原註：先補後瀉，不灸。如大便不通，瀉之即通。）

腹中疼痛亦難當，大陵外關可消詳，

若是脅疼並閉結〔28〕，支溝奇妙效非常。

脾家之症〔29〕最可憐，有寒有熱兩相煎，

間使二穴針瀉動，熱瀉寒補病俱痊。

（原註：間使透針支溝，如脾寒可灸。）

九種心痛及脾疼〔30〕，上脘穴內用神針，

若還脾敗〔31〕中脘補，兩針神效免災侵。

痔漏之疾亦可憎，表裡急重最難禁，

或痛或癢或下血，二白穴在常中尋。

（原註：二白四穴，在掌後，去橫紋四寸，兩穴相
對，一穴在大筋內，一穴在大筋外，針五分，取穴用稻心
從項後圍至結喉，取草折齊，當掌中大指虎口紋，雙圍轉
兩筋頭，點到掌後臂草盡處是，即間使後一寸，郄門穴
也。灸二七壯，針宜瀉，如不癒，灸騎竹馬。）

三焦熱氣壅上焦〔32〕，口苦舌乾豈易調，

針刺關衝出毒血，口生津液病俱消。

手臂紅腫連腕疼，液門穴內用針明，

更將一穴名中渚，多瀉中間疾自輕。

（原註：液門沿皮針向後，透陽池。）

中風之症症非輕，中衝二穴可安寧，

先補後瀉如無應，再刺人中立便輕。

（原註：中衝禁灸，驚風灸之。）

膽寒心虛病如何？少衝二穴最功多，

刺入三分不著艾，金針用後自平和。

時行瘧疾最難禁，穴法由來未審明，

若把後谿穴尋得，多加艾火即時輕。

（原註：熱瀉寒補。）

牙疼陣陣苦相煎，穴在二間要得傳，

若患翻胃並吐食，中魁〔33〕奇穴莫教偏。

乳鵝〔34〕之症少人醫，必用金針疾始除，

如若少商出血後，即時安穩免災危。

（原註：三棱針刺之。）

如今癮疹疾多般，好手醫人治亦難，

天井二穴多著艾，縱生瘰癧灸皆安。

（原註：宜瀉七壯。）

寒痰咳嗽更兼風，列缺二穴最可攻，

先把太淵一穴瀉，多加艾火即收功。

（原註：列缺刺透太淵，擔穴也。）

痴呆之症不堪親，不識尊卑枉罵人，

神門獨治痴呆病，轉手骨開得穴真。

（原註：宜瀉灸。）

連日虛煩面赤妝，心中驚悸亦難當，

若須通里穴尋得，一用金針體便康。

（原註：驚恐補，虛煩瀉，針五分，不灸。）

風炫目爛〔35〕最堪憐，淚出汪汪不可言，

大小骨空〔36〕皆妙穴，多加艾火疾應痊。

（原註：大、小骨空不針，俱灸七壯，吹之。）

婦人吹乳〔37〕痛難消，吐血風痰稠似膠，

少澤穴內明補瀉，應時神效氣能調。

（原註：刺沿皮向後三分。）

滿身發熱痛為虛，盜汗淋淋漸損軀，

須得百勞椎骨穴，金針一刺疾俱除。

忽然咳嗽腰背疼，身柱由來灸便輕，

至陽〔38〕亦治黃疸病，先補後瀉效分明。

（原註：針俱沿皮三分，灸二七壯。）

腎敗腰虛小便頻〔39〕，夜間起止苦勞神，

命門若得金針助，腎俞艾灸起邅迍〔40〕。

（原註：多灸不瀉。）

九般痔漏最傷人，必刺承山效若神，

更有長強一穴是，呻吟大痛穴為真。

傷風不解嗽頻頻，久不醫時勞便成，

咳嗽須針肺俞穴，痰多宜向豐隆尋。

（原註：灸方效。）

膏肓二穴治病強，此穴原來難度量，

斯穴禁針多著艾，二十一壯亦無妨。

腠理不密咳嗽頻，鼻流清涕氣昏沉，
須知噴嚏風門穴，咳嗽宜加艾火深。

（原註：針沿皮向外。）

膽寒由是怕驚心，遺精白濁[41]實難禁，
夜夢鬼交心俞治，白環俞治一般針。

（原註：更加臍下氣海兩旁效。）

肝家血少目昏花[42]，宜補肝俞力便加，
更把三里頻瀉動，還光益血自無差。

（原註：多補少瀉，灸。）

脾家之症有多般，致成翻胃吐食難，
黃疸亦須尋腕骨，金針必定奪中脘。

無汗傷寒瀉復溜[43]，汗多宜將合谷收[44]，
若然六脈皆微細，金針一補脈還浮。

（原註：針復溜入三分，沿皮向骨下一寸。）

大便閉結不能通，照海分明在足中，
更把支溝來瀉動，方知妙穴有神功[45]。

小腹脹滿氣攻心，內庭二穴要先針，
兩足有水臨泣瀉，無水方能病不侵。

（原註：針口用油，不閉其孔。）

七般疝氣取大敦[46]，穴法由來指側間，
諸經具載三毛處，不遇師傳隔萬山，
傳屍勞病[47]最難醫，湧泉出血免災危，
痰多須向豐隆瀉，氣喘丹田亦可施。

渾身疼痛疾非常，不定穴中細審詳，
有筋有骨須淺刺，灼艾臨時要度量。

（原註：不定穴即痛處。）

勞宮穴在掌中尋，滿口生瘡痛不禁，
心胸之病大陵瀉，氣攻胸腹一般針。
哮喘之症最難當，夜間不睡氣迨迨[48]，
天突妙穴宜尋得，膻中著艾便安康。
鳩尾獨治五般癇，此穴須當仔細觀，
若然著艾宜七壯，多則傷人針亦難。

（原註：非高手勿輕下針。）

氣喘急急不可眠，何當日夜苦憂煎，
若得璇璣針瀉動，更取氣海自安然。

（原註：氣海先補後瀉。）

腎強疝氣發甚頻，氣上攻心似死人[49]，
關元兼刺大敦穴，此法親傳始得真。
水病之疾[50]最難熬，腹滿虛脹不肯消，
先灸水分並水道，後針三里及陰交。
腎氣衝心[51]得幾時，須用金針疾自除，
若得關元並帶脈，四海誰不仰名醫。
赤白婦人帶下難，只因虛敗[52]不能安，
中極補多宜瀉少，灼艾還須著意看。

（原註：赤瀉，白補。）

吼喘[53]之症嗽痰多，若用金針疾自和，
俞府乳根一樣刺，氣喘風痰漸漸磨。
傷寒過經尤未解，須向期門穴上針，
忽然氣喘攻胸膈，三里瀉多須用心。

（原註：期門先補後瀉。）

脾洩〔54〕之症別無他，天樞二穴刺休差，

此是五臟脾虛疾，艾火多添病不加。

（原註：多灸宜補。）

口臭之疾最可憎，勞心只為苦多情，

大陵穴內人中瀉，心得清涼氣自平。

穴法深淺在指中，治病須臾顯妙功，

勸君要治諸般疾，何不當初記玉龍。

【註釋發揮】

〔1〕扁鵲授我玉龍歌：扁鵲為戰國時期傑出醫家，本名秦越人，渤海鄭郡（今河北任邱）人。有豐富的醫療實踐經驗，反對巫術治病，遍遊各地行醫，擅長各科，醫名甚著。授，為傳授。玉龍歌，是偽託扁鵲之作。

〔2〕沉疴：久治不癒的病。

〔3〕玉龍之歌真罕得，流傳千載無差訛：意為玉龍歌世間罕得，流傳了上千年沒有出現什麼差錯、訛誤，是說明歌中所載處方經得起時間的考驗。

〔4〕玉龍一百二十穴：本歌賦共論及 120 個穴。

〔5〕醫者行針殊妙絕：使用起來療效絕妙。殊，很、非常的意思。絕，高超、絕妙。

〔6〕但恐時人自差別：只是擔心現今醫生水準參差不齊，未必使用得當。

〔7〕傴者立伸僂者起：指彎腰駝背的人可以直立行走。從歌中的原注來看，傴和僂是指不同的兩種病。如：「凡患傴者，補曲池，瀉人中；患僂者，補風池，瀉絕骨。」傴，應是指腰彎；僂，指駝背。

〔8〕頂門：囟會穴的別名。治療頭風和鼻淵，本穴刺灸皆可，針宜瀉血，灸則要先痛灸至不痛，不痛灸至痛。

〔9〕鼻淵：病名，主症為鼻流濁涕不止，常有頭暈目眩等。

〔10〕頭風：病症名。頭痛反覆發作，經久不癒，時作時止，痛勢較劇。頭風痛在一側者名偏頭風。多因風寒、風熱侵襲及痰瘀鬱遏頭部經絡所致。

〔11〕慢驚：即慢驚風，兒科常見病症。慢驚風抽搐，表現為緩慢無力，時發時止。一般體溫不高，面色淡黃，或青白相間。多合目昏睡，或睡時露睛，神情倦怠，懶言少語，大便色青，或下利清穀，脈來沉緩，或沉遲無力。本病多因氣血不足，肝盛脾弱所致。

〔12〕頭項強痛難回顧……後針風府即時安：頭項強直疼痛，活動受限，有時併發牙痛，先瀉承漿，再針風府，這是前後對應取穴法。

〔13〕偏正頭風有兩般……倘無痰飲合谷安：風池為手足少陽與陽維之會，具有祛風解熱、醒腦開竅等功效。無論外感寒熱，偏正頭風，外風內火，頭面五官病症皆可取之。本句是指風池穴更適用於治療內傷引起的「痰飲頭風」一類慢性頭痛；而合谷穴則以治療外感風寒頭痛為主。

〔14〕依師：按照，遵照。師，老師。

〔15〕氣閉：指耳內氣機運行不暢、阻塞不通的症狀。

〔16〕用瀉：指針法要用瀉法。

〔17〕魚尾穴：奇穴名。位於目外眥外方1分處。左右計二穴。

〔18〕血貫睛：睛，眼球（珠）。此指眼外部充血之狀。

〔19〕迎香穴內刺為通：指經外奇穴內迎香，瀉之出血為宜。

〔20〕若將毒血搐出後，目內清涼始見功：針刺雙側內迎香，如果能出血，效果更好，可使患者頓覺頭目清爽。

〔21〕二市：即風市、陰市二穴，灸二穴，可溫經散寒通絡，使行走恢復正常。

〔22〕髖骨：奇穴，位於大腿前外側，梁丘穴外1吋陷中是穴。

〔23〕腫痛登時立見消：登時，立刻、立即。寒濕腳氣痛苦難當，取足三里、三陰交及絕骨穴，疏風化濕，疏經活絡，使筋脈和利，腫痛消退。

〔24〕草鞋風：又名脫跟風，此症初起腳後跟並兩踝下發水疱，或皸裂迸開，或生小瘡，或痛或癢，或生腫蹇，久而潰爛，延至足底，俗曰草鞋風。多由酒色太過，不避寒濕，敗傷氣血，或辛苦之人，寒濕凝滯，釀成熱邪，致心火泛流肝腎，風邪毒攻臟腑所致。

〔25〕疲癃：指經久不癒的腰彎背癃之症。

〔26〕背縫：原指背縫二穴，在背肩端骨下，直腋縫尖。此穴在其他醫籍少見記載，考針灸集成，載有類似背

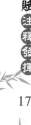

縫穴所在之處，名胛縫穴。「胛縫二穴，在背肩端骨下，腋縫尖及臂，主肩背痛連胛」。具體位置不明，臨床上亦少有採用。

《現代針灸資料選集》載胛縫穴：在肩胛骨之內緣上下皆是。取穴時，令患者挺胸正坐，兩手曲肘橫平放於案上，肩胛岡即突起，內緣有縫一直條，是其處。針刺時固定體位後，囑病人切勿移動，左手指按其處，右手持針著穴上，向外橫刺寸許，達肩胛骨之下面。此穴治療肩背疼痛，特別是急性痛，常立獲奇效。

〔27〕兩肘拘攣筋骨連……尺澤兼行見聖傳：曲池、尺澤均在肘部，是治療肘臂各種疾患的要穴。曲池是手陽明大腸經的合土穴，為該經母穴，有解表清熱、搜除風邪的功用。尺澤是手太陰肺經的合水穴，為肺經子穴，能瀉上焦鬱熱，並有舒筋活絡之效。二穴表裡配穴，可發揮舒筋鎮痛的療效。

〔28〕閉結：指大便秘結不通。

〔29〕脾家之症：即瘧疾。因感受瘧邪，邪正交爭而發病，以寒戰壯熱，頭痛，汗出，休作有時為特徵的傳染性疾病，多發於夏秋季。

〔30〕脾疼：此指中焦脘腹部的疼痛。中脘配上脘主中焦痛證。

〔31〕脾敗：即脾氣虛衰，健運失調，完穀不化久瀉不止之證。中脘配下脘、建里治療中焦健運失職。

〔32〕三焦熱氣壅上焦：指三焦熱病逆傳心包的現象。症見煩躁口渴，神昏譫語，夜寐不安，舌色絳赤等。

屬中醫消渴範疇。關衝可清三焦之熱，生津止渴。

〔33〕中魁：經外奇穴，位於中指第 2 節骨尖上，屈指取之。張氏《類經圖翼》載：「中魁主五噎反胃。」《針灸大成》亦載本穴「治五噎，反胃吐食，可灸七壯，宜瀉之」。《診則》載：「中魁主反胃噎膈及崩衄。」

〔34〕乳鵝（蛾）：扁桃體腫大。

〔35〕風炫目爛：又名「風眩赤爛」，即瞼緣炎。多因脾胃濕熱，外感風邪所致。其特點是瞼緣紅赤潰爛，癢痛時作，重症甚至睫毛脫落，瞼眩變形。

〔36〕大小骨空：二穴均為經外奇穴。大骨空位於拇指背側指間關節中央。小骨空位於小指背側近側指間關節的中央。主治一切目疾，對於眼爛及迎風流淚等病症有較好療效，古時多採用直接灸法，以麥粒灸 5 壯、7 壯不等。

〔37〕婦人吹乳：又名產後吹乳。乳癰之別稱，相當於急性乳腺炎。

〔38〕至陽：為督脈穴，位於第 7 胸椎棘突下凹陷中，督脈起於會陰，上行至此而入上焦陽分，故稱至陽。一般亦稱上七（在十四椎下之命門穴稱為下七），主治虛勞羸瘦、食慾不振、消化不良等脾胃虛弱疾患及黃疸病。

〔39〕腎敗腰虛小便頻：泛指老年人尿意頻數，夜間尿多，並伴有腰部痠痛等現象。本病多因腎氣衰弱，氣虛不攝，下焦虛寒，不能溫化水液所致。

〔40〕邅迍：即迍邅（ㄓㄨㄣ ㄓㄢ），多形容難行不進之狀，此處比喻疾病纏綿不癒之意。

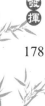

〔41〕白濁：病症名，指小便色白混濁；又指尿道口常滴出白色濁物，小便澀痛明顯，但尿不混濁。

〔42〕肝家血少目昏花：肝血不足所致雙目乾澀，視物昏花之症。

〔43〕無汗傷寒瀉復溜：復溜是足少陰腎經的經金穴，「經主喘咳寒熱」。肌表皮膚，為人體外衛陽氣敷布之處，如寒邪侵入肌表，肺氣鬱閉，衛陽被束，腠理收縮，出現惡寒無汗症候，取復溜穴，疏洩衛外之陽，宣肺解表，驅邪從皮膚外出。

〔44〕汗多宜將合谷收：合谷穴具有輕清走表，行氣分之熱的功用。當腠理疏鬆不固，汗腺弛張，導致汗多等表虛證時，宜取大腸原穴合谷用補法，加強大腸傳導功能，以肅肺氣，收縮汗腺，固表止汗。

〔45〕大便閉結不能通……方知妙穴有神功：照海屬足少陰腎經，陰蹻脈的起點，對陰虛血耗，大便燥結，兼有少腹脹滿等虛證患者，具有補虛潤燥通便的療效。支溝是手少陽三焦經的火穴，三焦屬於相火，支溝為火經中的火穴，《類經圖翼》載：「凡三焦相火熾盛，及大便不通，脅肋疼痛者，俱宜支溝瀉之。」支溝與照海二穴上下配合，瀉火與補虛結合，可調和氣血，消除燥結，恢復三焦傳導功能，使大便暢通。

〔46〕七般疝氣取大敦：七般疝氣，即衝疝、癩疝、厥疝、狐疝、㿗疝、潰疝、癃疝等7種疝病。歷代論疝，包括多種病症，名目繁多，眾說不一。七疝及睪丸偏墜屬足厥陰肝經病變。肝經環繞陰器，抵少腹部。肝經感受寒

濕之邪，血凝氣滯，肝不條達，可導致七疝偏墜等症候。大敦是肝經的井木穴，為肝經脈氣首發之處，具有宣疏肝氣的作用。取大敦穴，當以灸治為主。

唐代王燾的《外台秘要》中載：「集驗、療卒疝暴痛方，灸大敦男左女右三壯立已。」《通玄指要賦》中云：「大敦去七疝之偏墜，王公謂此。」

〔47〕傳屍勞病：即屍勞，亦稱勞瘵傳屍，屍疰、鬼疰，是病人死後屍蟲傳注他人而成，是一種傳染性極強，甚至滅門的勞瘵病。相當於現代的肺結核病。

宋代嚴用和在《濟生方》說：「夫勞瘵一證，為人之大患，凡受此病者，傳變不一，積年疰易，甚至滅門，可勝嘆哉。大抵合而言之，曰傳屍，別而言之，曰骨蒸、殗殜、復連、屍疰、勞疰、蟲疰、毒疰、熱疰、冷疰、食疰、鬼疰是也。」

〔48〕遑：指急、急迫。

〔49〕腎強疝氣發甚頻，氣上攻心似死人：形容因內臟虛寒，復感寒邪，導致劇烈腹痛的症狀。疝，指腹痛，《說文解字》載：「疝，腹痛也。」按其腹部高凸不平，有如山陵起伏，故名。

〔50〕水病之疾：鼓脹。因肝病日久，肝脾腎功能失調，氣滯、血瘀，水停於腹中，而見腹脹大如鼓，皮色蒼黃，脈絡暴露為主要臨床表現的病症。

〔51〕腎氣衝心：指腎虛不能納氣，氣逆上脫的症狀。

〔52〕虛敗：指婦人赤白帶下，多因脾失健運，腎水

虧虛所致，故稱虛敗。

〔53〕吼喘：指咳逆、上氣，迫促喉頭髮出如鼾如吼的痰聲，為哮喘病主症。

本病多因痰熱內鬱，風寒外束，有陰虛、陽虛、水氣乘肺、肺虛挾寒、肺實挾熱，或驚憂氣鬱，或胃絡不和，或腎氣虛損等所致。

〔54〕脾洩：病名，為脾虛導致的泄瀉。症見腹脹滿，泄瀉，食即嘔吐。常兼見肢體重著，脘腹不適，面色虛黃等。

14. 標幽賦

【題解】

標幽賦為金元時代針灸醫家竇漢卿所著，載於《針經指南》之首卷，《針灸大全》、《普濟方》、《楊敬齋針灸全書》、《針灸聚英》、《針灸大成》、《針方六集》等著作中均轉載此賦。本篇將針灸理論中幽微、深奧、隱晦的理論，以歌賦的形式加以闡釋，故名「標幽賦」。

竇漢卿（1195—1280），名傑，後改為默，字子聲，廣平肥鄉（今河北省肥鄉縣）人。竇氏推崇針刺方法，以針法活人甚多，以針術聞名於世。卒後，元世祖封其為「太師」，諡號「文正」，故後人稱其為「竇太師」、「竇文正公」。

本賦為竇漢卿的臨床經驗與心得，內容豐富，文字精練，概括精深，是古典針灸醫籍中的名篇。賦文內容包括

針灸理論、經脈的流注規律、得氣、取穴、配穴方法、標本論治、特定穴的使用、子午流注、補瀉、治療、施術前後的注意事項及針灸禁忌等。還列舉了古代名醫的針灸病案及其本人的臨床案例。

【原文】

拯救之法，妙用者針[1]。察歲時於天道[2]，定形氣於予心[3]。春夏瘦而刺淺，秋冬肥而刺深[4]。不窮[5]經絡陰陽，多逢刺禁[6]；既論[7]臟腑虛實，須向經尋[8]。

原夫起自中焦[9]，水初下漏[10]。太陰為始，至厥陰而方終；穴出雲門[11]，抵期門而最後[12]。正經十二，別絡走三百餘支；正側仰伏[13]，氣血有六百餘候[14]。手足三陽，手走頭而頭走足；手足三陰，足走腹而胸走手。要識迎隨[15]，須明逆順。況夫陰陽氣血多少為最。厥陰、太陽，少氣多血；太陰、少陰少血多氣；而又氣多血少者，少陽之分；氣盛血多者，陽明之位[16]。

【註釋發揮】

〔1〕拯救之法，妙用者針：針刺有絕妙的效果，具有挽救生命的功效。

〔2〕察歲時於天道：要考慮四季不同的氣候，即所謂「必先歲氣，勿伐天和」。歲時，指一年中四季不同的氣候。天道，指自然界的變化規律。

〔3〕定形氣於予心：醫生的內心要辨明病人不同的形體和氣質。形，形體。氣，氣質。予，我，這裡指醫生。

〔4〕春夏瘦而刺淺，秋冬肥而刺深：《難經·第七十

針灸歌賦注釋發揮

難》曰：「春夏者，陽氣在上，人氣亦在上，故當淺取之；秋冬者，陽氣在下，人氣亦在下，故當深取之。」均指季節時令不同則針刺深度各有所異。

〔5〕不窮：「不精通」或「不推究」。窮，推究到底。

〔6〕多逢刺禁：逢，指遇，碰，引申為「犯」的意思。刺禁，指針刺禁忌。

〔7〕既論：既，要。要講究。

〔8〕須向經尋：尋，求。需調節經絡。《靈樞·經脈》指出：「經脈者，所以決死生，處百病，調虛實，不可不通。」說明經絡系統在人體的生理、病理、疾病治療等方面有著重要的意義。

〔9〕原夫起自中焦：手太陰肺經起於中焦。原，事物的開始，起源。這裡指經絡循行由中焦開始。

〔10〕水初下漏：漏為漏壺，古代的一種滴水計時儀器。水初下漏，以水之開始下漏，喻人之氣血開始流注，說明氣血是按一定的時間流注於各經的。

〔11〕穴出雲門：手太陰肺經的雲門穴為第一個穴位，經氣運行從雲門流出，以此流向其他的穴位。目前學術界認為手太陰第一個穴應為中府。

〔12〕抵期門而最後：足厥陰肝經的期門是最後一個穴位，經氣由期門進入體內，開始下一個循環。

〔13〕正側仰伏：指分佈在腹部、背部及兩側的腧穴。仰伏指人體的前後。

〔14〕候：氣血循行的孔穴。

〔15〕迎隨：迎隨即逆順，始見於《靈樞·九針十二

原篇》:「往者為逆,來者為順,明知逆順,正行無問。迎而奪之,惡得無虛?迎之隨之,以意和之,針道畢矣。」《靈樞‧小針解》對此解釋說:「迎而奪之者,瀉也;追(隨)而濟之者,補也。」即人體的氣血往來有逆有順,因而針刺的方法應掌握逆順。逆其經氣,以瀉除病邪,能使邪盛轉化為虛;順其經氣,以補益其正氣,能使正虛轉化為實。為此迎隨是針刺補瀉的總原則。狹義的迎隨是根據十二經循行方向,進行補瀉的一種針刺手法。迎,乃針尖逆經氣運行的方向為瀉法。隨,乃針尖順經氣運行的方向為補法。

〔16〕厥陰、太陽,少氣多血;太陰、少陰少血多氣;而又氣多血少者,少陽之分;氣盛血多者,陽明之位:十二經脈主運行氣血,而各經氣血的分佈則有多有少。氣血的多或少,按照《靈樞‧經水》的說法可分「多血少氣」、「少血多氣」、「多血多氣」、「少血少氣」4種,但現實生活的體中並不存在「少血少氣」,只有前3種,對應三陽經。陽明為後天之本,氣血生化之源,故氣血皆盛。即陽明,多血多氣,太陽多血少氣,少陽少血多氣。根據陰陽相配,陰有餘陽不足,陽有餘陰不足的陰陽互根之說,臟腑一表一裡,氣血亦一多一少,即少陰與太陽相反,為「少血多氣」;厥陰與少陽相反,為「少氣多血」;太陰與陽明相反,而不能作「少血少氣」,從後世「脾主統血」,「肝藏血」的理論看,應以「多血少氣」為是。故《靈樞‧九針論篇》載:「陽明多血多氣,太陽多血少氣,少陽多氣少血;太陰多血少氣,厥陰多血少氣,少陰

針灸歌賦注釋發揮

多氣少血。故曰：刺陽明，出血氣；刺太陽，出血，惡氣；刺少陽，出氣，惡血；刺太陰，出血，惡氣；刺厥陰，出血，惡氣；刺少陰，出氣，惡血也。」即血多的適宜瀉血，氣多的適宜出氣，血氣少則不宜出血、出氣。

筆者結合臨床認為「多血」之經宜瀉血，「多氣」之經宜行氣。

【原文】

先詳多少之宜，次察應至之氣[17]。輕滑慢而未來[18]，沉澀緊而已至[19]。既至也，量寒熱而留疾[20]；未至也[21]，據虛實而候氣[22]。氣之至也，如魚吞鉤餌之沉浮[23]；氣未至也，如閒處幽堂之深邃[24]。氣速至而速效，氣遲至而不治[25]。

【註釋發揮】

〔17〕先詳多少之宜，次察應至之氣：氣指針氣，即針感。指應先知曉各經脈的氣血多少概況（對於掌握針下得氣與否有重要參考意義），再觀察得氣的情況。

〔18〕輕滑慢而未來：指醫生手下感覺針下輕空，為未得氣。《醫學入門》解釋為：「如針下輕浮虛活者，氣猶未至。」

〔19〕沉澀緊而已至：指醫生手下感覺針下沉緊，為得氣之徵。《醫學入門》解釋為：「如針下沉重緊滿者，為氣已至。」

〔20〕量寒熱而留疾：量，指估量，依據。留指久留針。疾指速出針。指刺熱證應疾出針，刺寒證當久留針。

〔21〕未至也：氣未至，未得氣。

〔22〕候氣：留針等候得氣。

〔23〕如魚吞鉤餌之沉浮：針刺得氣後，針下如同魚吞鉤，或沉或浮而動。

〔24〕如閒處幽堂之深邃：意指針刺未得氣，就像燕兒閒居在寂然空曠的廳堂，一無感覺。

〔25〕氣速至而速效，氣遲至而不治：《針灸大成》解釋為：「針若得氣來速，則病易痊而效亦速也，若氣來遲，則病難癒而有不治之憂。」

【原文】

觀夫九針〔26〕之法，毫針最微，七星上應〔27〕，眾穴主持。本形金也〔28〕，有蠲邪扶正之道〔29〕；短長水也〔30〕，有決凝開滯之機〔31〕。定刺象木，或斜或正〔32〕；口藏比火〔33〕，進陽補羸〔34〕。循機捫而可塞以象土〔35〕，實應五行而可知。然是一寸六分，包含妙理；雖細楨於毫髮〔36〕，同貫多岐〔37〕。可平五臟之寒熱，能調六腑之虛實。拘攣閉塞，遣八邪而去矣〔38〕；寒熱痺痛，開四關而已之〔39〕。

【註釋發揮】

〔26〕九針：9 種針具。分別為鑱針、圓針、鍉針、鋒針、鈹針、圓利針、毫針、長針、大針。

〔27〕七星上應：古人把毫針比喻為上應七星，因天有七星，人有七竅，七竅部位在頭，七星部位在天，兩者均在上之故。意為毫針最細，用途最廣。

〔28〕本形金也：意為毫針為金屬製作。

〔29〕蠲邪扶正之道：蠲，指祛除、排出。指針之本形為金，可祛邪扶正。

〔30〕短長水也：針之短長猶如五行之水，引申為如同江海與河道短長寬狹不同一樣。

〔31〕有決凝開滯之機：機，指機巧、靈巧。意為選擇長短不同的針具，可發揮活血化瘀的功效。

〔32〕定刺象木，或斜或正：針具如同樹木枝幹的形態，有斜正曲直的不同，就像針刺的角度，有直刺、斜刺、橫刺等的不同。

〔33〕口藏比火：將針含在口內加溫的方法，好比針上添火。此法現在已經廢棄不用。

〔34〕進陽補羸：口溫針，以溫陽補虛。羸，瘦弱。

〔35〕循機捫而可塞以象土：機，事物變化之所由。這裡指氣血往來的通道。捫，撫摸、按壓。意為循按經絡，針畢即閉其穴，好比用土填塞。

〔36〕細楨於毫髮：楨，古時築牆所用之立木叫楨，在此指針之細直。

〔37〕同貫多岐：貫，指貫通。岐，指氣血的道路。

〔38〕拘攣閉塞，遣八邪而去矣：拘攣，為四肢拘急，難以屈伸之證。八邪，為經外奇穴，具有調和局部氣血，舒筋活絡止痛作用，善治手指麻木、手指拘攣、手背紅腫等手指關節疾病。

〔39〕寒熱痺痛，開四關而已之：痺痛是因風、寒、濕、熱等外邪侵襲人體，閉阻經絡導致氣血運行不暢的病症。主要表現為肌肉、筋骨、關節等部位痠痛或麻木、沉重、屈伸不利，甚或關節腫大灼熱等。四關穴為合谷、太衝的總稱。合谷偏於補氣、瀉氣、活血，為調氣要穴；太

衝偏於補血，為調血要穴，兩穴合稱「四關」。兩穴一陰（太衝）一陽（合谷），一氣（合谷）一血（太衝），一臟一腑，一升一降，是一組上下相配，氣血陰陽臟腑同調的處方。兩穴相配，施以不同的補瀉手法，有抗痙止搐、活血化瘀、通經活絡止痛等多種功效。開四關，是用瀉法刺雙側合谷、太衝。已，指消除與平復。

【原文】

凡刺者，使本神朝而後入；既刺也，使本神定而氣隨〔40〕。神不朝而勿刺，神已定而可施。定腳處〔41〕，取氣血為主意〔42〕；下手處，認水木是根基〔43〕。天地人，三才也，湧泉同璇璣、百會〔44〕；上中下，三部也，大包與天樞、地機〔45〕。陽蹺、陽維並督帶，主肩背腰腿在表之病；陰蹺、陰維、任脈、衝脈，去心腹脅肋在裡之疑〔46〕。二陵〔47〕、二蹺〔48〕、二交〔49〕，似續而交五大〔50〕；兩間、兩商、兩井〔51〕，相依而別兩支〔52〕。

【註釋發揮】

〔40〕使本神朝而後入；既刺也，使本神定而氣隨：意為針刺必須待病人精神安定後才能進針，只有精神安定，才容易出現針感。神與氣相隨，要得氣、行氣需在「神朝」、「神定」的狀態下進行。本神，指精神。朝，指聚集。入，指進針。

〔41〕定腳處：指針刺之時。與下文「下手處」同義。

〔42〕取氣血為主意：指在針刺取穴時，要考慮本經氣之多少，針刺多氣多血之經，可出氣出血，刺少氣之

經，不宜出氣，刺少血之經，不宜出血。

〔43〕水木是根基：指針灸時應按五行生剋之理來選穴。水生木故水為母，木為子。濟母為補，奪子為瀉。

〔44〕天地人，三才也，湧泉同璇璣、百會：天在上為陽，地在下為陰，人居於天地之間為和。陰陽交泰，上下升降，運行不息，是自然界一切現象形成和演變的根源。結合人體頭面則為天，下肢為地，軀幹為人。十二經脈之氣陰升陽降，陽經同陰經相接，如環無端，運行不息。百會（在頭，以應天）、湧泉（在足心，以應地）、璇璣（在胸前，以應人），即三才，天、地、人。

〔45〕上中下，三部也，大包與天樞、地機：上中下三部指上、中、下三焦部位，人體是一個不可分割的整體，上中下相互貫通，依據病症所表現的部位不同，可以選用位於身體上、中、下部位的 3 個穴位治療。

〔46〕陽蹻、陽維並督帶，主肩背腰腿在表之病；陰蹻、陰維、任脈、衝脈，去心腹脅肋在裡之疑：本句是論述八脈交會穴的主治作用。八脈交會穴常上下配穴治療某一區域的病症。如與陽蹻脈相通的申脈配與督脈相通的後谿，主治頭項病、耳病、目病、肩病，即所謂「後谿督脈內眥頸，申脈陽蹻絡亦通」；與陽維脈相通的外關配與帶脈相通的足臨泣，主治目疾、耳病、面頰病、頸項病、肩病，即「臨泣膽經連帶脈，陽維目銳外關逢」；與陰維相通的內關配通於衝脈的公孫，主治胃病、心病、胸膈病，即所謂「公孫衝脈胃心胸，內關陰維下總同」；通於陰蹻脈的照海與通於任脈的列缺相配，主治肺病咳嗽、胸膈

病、咽喉病，即所謂「列缺任脈連肺系，陰蹻照海膈喉嚨」。

陽蹻、陽維、督脈、帶脈四脈為表，屬陽，偏於治療六腑及肩背腰腿等肢體頭面在表之疾。陰蹻、陰維、任脈、衝脈為裡，是奇經中屬於陰的四脈，偏於治療心胸腹部、脅肋部等五臟在裡之疾。因臟病多虛，腑病多實，故陰經兩對相配為五行相生，而陽經兩對相配為同氣相求。疑，指病。

〔47〕二陵：即陰陵泉、陽陵泉兩穴。

〔48〕二蹻：即通於陰蹻、陽蹻脈的照海和申脈兩穴。

〔49〕二交：即陰交、陽交兩穴。

〔50〕似續而交五大：連續交接頭、手、足。似續，同嗣續、承續。交，交接。五大，指五體，即頭、兩手、兩足。

〔51〕兩間、兩商、兩井：兩間指二間、三間；兩商即少商、商陽；兩井即天井、肩井。

〔52〕兩支：指兩側上肢。支，同肢。

【原文】

大抵取穴之法，必有分寸〔53〕，先審自意，次觀肉分〔54〕；或伸屈而得之，或平直而安定〔55〕。在陽部〔56〕筋骨之側，陷下為真；在陰分郄膕〔57〕之間，動脈相應。取五穴用一穴而必端〔58〕，取三經用一經而可正。頭部與肩部詳分，督脈與任脈易定。明標與本，論刺深刺淺之經；住痛移疼，取相交相貫之徑〔59〕。豈不聞臟腑病，而求門、

海、俞、募之微[60]；經絡滯，而求原、別、交、會之道[61]。更窮四根、三結[62]，依標本而刺無不痊；但用八法[63]、五門[64]分主客[65]而針無不效。八脈始終連八會，本是紀綱[66]；十二經絡十二原，是為樞要[67]。一日取六十六穴之法[68]，方見幽微。一時取一十二經之原[69]，始知要妙。

【註釋發揮】

〔53〕分寸：取穴的尺寸標準。指骨度分寸法。

〔54〕肉分：指肌肉的紋理。這裡引申為患者的高矮、肥瘦等身體狀況。

〔55〕平直而安定：臥位和座位。安定，指（穴位）固定。

〔56〕陽部：諸陽之經。

〔57〕陰分郄膕：陰分，指諸陰之經。郄膕，指隙縫和膝彎。郄，同隙，隙縫。膕，指膝彎。

〔58〕取五穴用一穴而必端：意為在五穴之中，選擇一穴，必定準確。端，準確。

〔59〕相交相貫之徑：指數經相交。相貫，指經脈貫通交會。徑，指路，這裡指穴位。

〔60〕門、海、俞、募之微：門，指章門等命名有門字的 22 個穴，如期門、雲門、京門等。海，指氣海等以海命名的 5 個穴，如血海、小海、少海等。俞，指背俞穴。募，指腹募穴。

〔61〕原、別、交、會之道：原，指太衝等 12 個原穴。別，指列缺等 15 個絡穴。交，指交會穴，如三陰交

等。會，指八會穴。

〔62〕四根、三結：是十二經脈根結部位的穴位。經氣起之處為根；經氣結聚之處為結。因經氣皆根於四肢遠端，故稱「四根」；皆結於頭、胸、腹部，故稱「三結」。

〔63〕八法：指 8 種不同的針法，具體說法不一。有「燒山火、透天涼、陽中隱陰、陰中隱陽、子午搗臼、進氣法、留氣法、抽添法」之說，亦有指「靈龜八法」之說。

〔64〕五門：一般指肘膝關節以下各經的井、滎、輸、經、合五輸穴。

〔65〕主客：一般指正氣和病邪。

〔66〕紀綱：綱領、總綱。

〔67〕樞要：關鍵、重要。

〔68〕一日取六十六穴之法：指子午流注配穴法而言。

〔69〕一時取一十二經之原：指子午流注取穴法中的「納支法」，又叫「納子法」。這種方法按時辰順序配合十二經氣流注，一個時辰用一經原穴的方法。如寅時氣血流注於肺，則應取肺經原穴太淵。

【原文】

原夫補瀉之法，非呼吸而在手指〔70〕；速效之功，要交正而識本經〔71〕。交經繆刺〔72〕，左有病而右畔取〔73〕；瀉絡遠針〔74〕，頭有病而腳上針。巨刺與繆刺各異〔75〕，微針〔76〕與妙刺相通。觀部分而知經絡之虛實。視沉浮〔77〕而辨臟腑之寒溫。且夫先令針耀〔78〕，而慮針損；次

藏口內，而欲針溫〔79〕。目無外視〔80〕，手如握虎〔81〕；心無內慕〔82〕，如待貴人。左手重而多按，欲令氣散〔83〕；右手輕而徐入〔84〕，不痛之因。空心〔85〕恐怯，直立側而多暈；背目沉掐〔86〕，坐臥平而沒昏〔87〕。

【註釋發揮】

〔70〕補瀉之法，非呼吸而在手指：意為補瀉的方法，不應完全藉助於呼吸，更重要的在於手法的操作。

〔71〕要交正而識本經：交正，指交經取穴中的正經（本經）而言。交經取穴為臨床上常用配穴方法。取本經腧穴治本經之病，叫「本經取穴」，也叫「正經取穴」；又兼用與本經相合之經的腧穴則叫「交經配穴」。如肺經有病，可取肺經腧穴，又可兼用大腸經腧穴。

〔72〕交經繆刺：繆，交錯之形也。與繆刺的左病取右、右病取左之意相近。左側病，淺刺右側脈絡；右側病，淺刺左側脈絡。用這種方法配穴施針，稱為「交經繆刺」。

〔73〕左有病而右畔取：病位在左側則在右邊取穴。畔，邊側之意。

〔74〕瀉絡遠針：用三棱針淺刺絡脈出血，叫「瀉絡法」。多用於血瘀氣滯等證。遠針為一種循經取穴的方法。即病在上而取下，病在下而取上的遠刺法。

〔75〕巨刺與繆刺各異：巨刺和繆刺都是左側病取右側穴、右側病取左側穴的交叉刺法。《靈樞・官針》最早記載：「巨刺者，左取右，右取左。」為何稱「巨」，可能是「互」字的傳誤。《靈樞・終始篇》載：「形肉未脫，

少氣，而脈又躁，躁厥者，必為繆刺。」並未解釋何為繆刺。《素問‧繆刺論》中解釋繆刺為：「邪客於經，左盛則右病，右盛則左病；亦有移易者，左痛未已，而右脈先病，如此者，必巨刺之，必中其經，非絡脈也；故絡病者，其痛與經脈繆處，故命曰繆刺。」意為對側的病痛，由經脈受邪所致者，交叉刺其大經，名巨刺；對側的病痛，由絡脈受邪所致者，交叉刺其血絡，名繆刺。繆，含有錯謬、交錯的意思。即巨刺刺其經，繆刺刺其絡。一般經脈位置較深，刺其經主要在於取氣，可取得良好的感應。絡脈分佈淺，刺其絡主要在於取血，瀉血、瀉熱。

〔76〕針：刺，作動詞。

〔77〕沉浮：指針氣緩急。緩為浮，急為沉。

〔78〕且夫先令針耀：且夫，再說，表示轉換話題。又，表示推進一步。針耀，把針擦亮。

〔79〕藏口內，而欲針溫：將針含在嘴裡加溫。此溫針的方法現在已經廢棄。

〔80〕目無外視：形容精力集中。外視，看別的東西。

〔81〕手如握虎：手裡好像握住老虎一樣小心謹慎。

〔82〕心無內慕：心裡不要記掛其他的事情。內慕，指心裡思念其他的事情。

〔83〕左手重而多按，欲令氣散：針刺首先用左手拇指爪甲於穴上切按，以宣散氣血，令肌肉放鬆。左手即押手。

〔84〕右手輕而徐入：右手為刺手。徐入，輕穩進針。

〔85〕空心：空腹。

〔86〕背目沉掐：背著病人的視線，用指甲重切穴位。

〔87〕沒昏：無暈針反應。

【原文】

推於十干、十變，知孔穴之開闔〔88〕；論其五行、五臟，察日時之旺衰〔89〕。伏如橫弩，應若發機〔90〕。陰交陽別而定血暈〔91〕，陰蹻、陽維而下胎衣〔92〕。痺厥偏枯〔93〕，迎隨俾經絡接續；漏崩帶下，溫補使氣血依歸。靜以久留，停針待之。必準者，取照海治喉中之閉塞〔94〕；端的處，用大鐘治心內之呆痴〔95〕。大抵疼痛實瀉〔96〕，癢麻虛補〔97〕。體重節痛而俞居〔98〕，心下痞滿而井主〔99〕。心脹咽痛，針太衝而必除〔100〕；脾冷胃疼，瀉公孫而立癒〔101〕。胸滿腹痛刺內關〔102〕，脅疼肋痛針飛虎〔103〕。筋攣骨痛而補魂門〔104〕，體熱勞嗽而瀉魄戶〔105〕。頭風頭痛，刺申脈與金門〔106〕；眼癢眼痛，瀉光明與地五〔107〕。瀉陰郄止盜汗，治小兒骨蒸〔108〕；刺偏歷利小便，醫大人水蠱〔109〕。中風環跳而宜刺〔110〕，虛損天樞而可取〔111〕。

【註釋發揮】

〔88〕推於十干、十變，知孔穴之開闔：推，推算。十干，即甲、乙、丙、丁、戊、己、庚、辛、壬、癸10個天干，是古代計算日時的符號。變，指天干與五行臟腑經絡配合後的演變。此指自然界陰陽盛衰的十干與經絡氣血流注規律結合的子午流注、靈龜八法等按時開穴的針法。闔，閉合，子午流注和靈龜八法是逐日按時開穴的針灸方法。凡應時的經穴，經氣旺為開穴；不應時的經穴，

經氣衰為闔穴或稱閉穴。

〔89〕論其五行、五臟，察日時之旺衰：由於十干和五臟，各配五行，根據五臟之氣按五行相生相剋的規律，作為辨察疾病旺衰輕重及治療的依據。受日時之生剋，生本臟者，是向愈之兆，為旺；剋本臟者，是加重之徵，為衰。

〔90〕伏如橫弩，應若發機：橫弩，發射箭矢的器具；發機，發箭的機關。全句指醫生持針在手，如弩之扣機待發，必須專默精誠。

〔91〕陰交陽別而定血暈：血暈，是婦女子宮大量出血，而突然暈厥的現象。陰交陽別，指三陰交和陽池穴。兩穴上下相配具有健脾補血、補肝益腎的功效，以益氣固本。另外，也可理解為陰交穴和陽交穴，兩穴都位於下焦，任脈的陰交為足三陰的交會穴，穴上 1 吋為神闕，穴下半寸為氣海，所以陰交穴與元氣關係密切，本身就有益氣固崩的作用；膽經的陽交位於外踝上 7 吋脛骨後緣，前為外丘後為飛揚，是陽維脈的郄穴，善於調理諸陽之氣治療清陽不能上承的眩暈，故兩穴位配伍治療氣隨血脫的眩暈。

〔92〕陰蹻、陽維而下胎衣：腎經的照海穴為足少陰與陰蹻脈的交會穴，三焦經的外關穴與陽維脈直接相通。所謂「陰蹻、陽維而下胎衣」，指瀉腎經照海、補三焦經外關，治療腹部劇烈疼痛而胎衣不下。

〔93〕痺厥偏枯：痺厥，四肢厥冷、麻木不仁。偏枯，半身不遂。

〔94〕必準者，取照海治喉中之閉塞：喉中之閉塞即喉閉，以咽喉部紅腫疼痛、吞咽不適為特徵，又稱喉痹。照海，為足少陰與陰蹻脈交會穴。足少陰腎經「從腎上貫肝膈，入肺中，循喉嚨，挾舌本」。陰蹻脈循行，起於跟中，循內踝上行至咽喉，交貫衝脈。咽喉部是陰蹻脈和腎經經脈循行所過之處，取用照海穴來治療喉中閉塞的症狀，自可獲卓效。

〔95〕端的處，用大鐘治心內之呆痴：呆痴，即痴呆，又稱呆病，為以呆傻愚笨為主要臨床表現的神志病。「心內之呆痴」患者大都偏於沉默，情緒憂鬱悲觀，言語與動作減少而遲緩，終日神志失常呈呆痴狀態。

大鐘，為腎經絡穴，腎經「從肺出，絡心，注胸中」，與心包經相銜接，取大鐘可填精益髓、養陰寧心。端的，意為極盡目的。

〔96〕疼痛實瀉：疼痛是實證，應採用瀉法。

〔97〕癢麻虛補：癢麻是虛證，應採用補法。

〔98〕體重節痛而俞居：俞，通五輸穴中「輸穴」；居，擔任、擔當。意為五輸穴中的輸穴可主治濕邪阻滯經絡，氣機不暢引起的身體酸重肢體關節疼痛類疾病。

〔99〕心下痞滿而井主：井，為五輸穴中的井穴。意為五輸穴中的井穴可主治心下痞滿之類病症。

〔100〕心脹咽痛，針太衝而必除：心脹，指胸脅部脹滿疼痛。咽痛，指咽喉部紅腫疼痛、吞咽不適。肝經的循行「布脅肋，循喉嚨之後，上入頏顙」，頏顙即指鼻咽部，喉頭以上至鼻後竅之間。

太衝穴是肝經的原穴，治療肝經瘀滯，胸脅部脹滿疼痛、咽乾、喉痛等病症。

〔101〕脾冷胃疼，瀉公孫而立癒：脾冷是脾陽不足，陰寒偏勝，不能運化水濕。

公孫穴為足太陰絡穴，屬脾絡胃，與位於胸腹部的衝脈直接相通，具有兼治脾胃與胸腹部各種疾患的作用。治療時採用瀉法，可緩急止痛。

〔102〕胸滿腹痛刺內關：胸滿，即胸部脹滿不適。內關，是心包經之絡穴，與三焦經相通，通於陰維脈，主治胸腔一切疾病，也是治療腹內諸疾的要穴。

〔103〕脅疼肋痛針飛虎：脅疼肋痛，是以一側或兩側脅肋部疼痛為主要表現的病症。又稱脅肋痛、季肋痛或脅下痛。飛虎，為支溝穴別名，為三焦經經穴，是治療脅肋疼痛的常用穴，一般配內關採取擔截互用的方式，針刺效果較好。

〔104〕筋攣骨痛而補魂門：筋攣，指肢體筋脈收縮攣急，不能舒轉自如。多由外感寒濕或血少津虧、經脈失於濡養所致。魂門穴與肝俞穴相平，肝主筋，筋攣拘急、筋骨疼痛等症狀多與肝虛血少，不能營養筋脈有關。

取魂門穴，針用補法，可養血柔筋。臨床上可配伍陽陵泉、筋縮。

〔105〕體熱勞嗽而瀉魄戶：勞嗽，指久嗽成勞或勞極傷肺所致的咳嗽。體熱勞嗽多表現為身熱面赤、渴飲、大便燥急、咳吐稠痰，或咳時痛引胸背等，屬肺熱證。魄戶穴與肺俞穴相平，主治發熱、咳嗽喘息等肺臟疾患。可

配伍四花穴（膈俞、膽俞）以加強療效。

〔106〕頭風頭痛，刺申脈與金門：頭風指經久難癒之頭痛。申脈、金門二穴均屬足太陽膀胱經。膀胱經起於內眼角，向上過額部，交會於巔頂，入絡於腦，從頭經項背腰骶、下肢部至足。

金門穴為膀胱經郄穴，陽經郄穴主治急性病，申脈穴為陽蹻脈起點，所以當頭風、頭痛連及項肩疼痛時，宜針刺遠端的申脈、金門二穴。

〔107〕眼癢眼痛，瀉光明與地五：眼癢與眼疼症候多屬肝經風熱所致。肝與膽互為表裡，膽經循行，起於外眼角，循行身體側面，達於足；肝經內連目系，上出額部。因此治療眼病，首選肝、膽兩經腧穴。膽經的絡穴光明，為治療眼病的常用穴；地五，即膽經的地五會穴，兩穴相配具有清瀉肝膽、疏散風熱、引火下行的功效，是治療眼癢，眼疼遠端取穴的常用處方。

〔108〕瀉陰郄止盜汗，治小兒骨蒸：小兒骨蒸多因小兒乳食失宜，積滯不化，遷延失治，蘊積成熱；或大病之後，餘毒未清，陰液耗傷，虛火內灼而致。陰郄為心經郄穴，陰經郄穴多用於治療血證。心藏神，汗為心之液，古有「血汗同源」之說，故陰郄穴具有滋陰降火止汗作用，可治療小兒骨蒸。

〔109〕刺偏歷利小便，醫大人水蠱：水蠱，即腹水，又稱鼓脹。多係肝病日久，肝脾腎功能失調，氣滯血瘀、水停腹中所致，以腹脹大如鼓，皮色蒼黃，脈絡暴露為主要臨床表現。

偏歷，為手陽明大腸經絡穴，別走手太陰，具有宣肺、發汗之功，可宣化水濕，利尿，故可治療水蠱，本穴尤其適宜在浮腫初起之時選用。

〔110〕中風環跳而宜刺：環跳屬膽經，在股外側部，是治療臀及下肢疼痛、麻木、癱瘓的要穴。

〔111〕虛損天樞而可取：虛損，是人體氣、血、精、神耗奪的具體表現，為虛性病患的總稱。天樞穴屬於足陽明胃經，乃大腸的募穴，位於臍旁 2 吋，恰為人身之中點，如天地交合之處，升降清濁之樞紐。人體氣機上下溝通，升降沉浮，均過於天樞穴。可治療中焦及下焦虛損性疾患。

【原文】

由是午前卯後〔112〕，太陰生而疾溫〔113〕；離左酉南〔114〕，月朔死而速冷〔115〕。循捫彈努〔116〕，留吸母而堅長〔117〕；爪下伸提，疾呼子而噓短〔118〕。動退空歇〔119〕，迎奪右而瀉涼〔120〕；推內進搓〔121〕，隨濟左而補暖〔122〕。

慎之〔123〕！大患危疾，色脈不順〔124〕而莫針；寒熱風陰〔125〕，饑飽醉勞而切忌。望不補而晦不瀉〔126〕，弦不奪而朔不濟〔127〕；精其心而窮其法〔128〕，無灸艾而壞其皮；正其理而求其原〔129〕，免投針而失其位〔130〕。避灸處而加四肢，四十有九〔131〕；禁刺處而除六腧，二十有二〔132〕。

【註釋發揮】

〔112〕午前卯後：指辰巳兩個時辰，7—11 時。按時辰的順序，辰在卯之後，巳在午之前，故曰午前卯後。

〔113〕太陰生而疾溫：太陰，此指月亮。太陰生，指農曆每月初一之後。全晦的月亮由月缺至月圓。每天在辰巳兩個時辰內，太陽的光熱由弱轉強，氣溫漸高，相當於月亮在十五之前，由月缺至月圓一樣，此時宜用溫補法。

〔114〕離左酉南：指未申兩個時辰，13—17時。離是八卦之一，屬火，位居南方，分配在地支是午，所以離指午時。以十二地支午、未、酉的方位來說，午在南方，未申在西南方，酉在西方，自午左轉，經未、申二時到酉，也就是未時在午時之左，申時在酉時之南，故將未、申時稱為離左酉南。「午前卯後」和「離左酉南」兩句，原意為每日午前卯後的時間，比之太陰之逐漸生長，宜用溫補之法，每日離左酉南的時間，比之太陰之逐漸消亡，宜用涼瀉之法。

〔115〕月朔死而速冷：指農曆每月十五以後，月亮由月圓轉月缺，至初一（朔）而全晦。速冷，指速瀉而勿補。死，降落。

〔116〕循捫彈努：循捫，以手按摩穴位。彈努，以指彈穴。使氣血舒展循行，氣血貫注而努張，為進針之補法。

〔117〕留吸母而堅長：指補法可以使氣血旺盛。留，是久留針。吸，是吸氣時出針，補法。母，是按「虛則補其母，實則瀉其子」的原則，選取母穴，用補法。堅長，指用補法治療後，病人可精力充沛，氣血旺盛。

〔118〕疾呼子而嘘短：為實則瀉其子的手法。疾，

是快速出針。呼，瀉法。噓，徐徐地出氣。

〔119〕動退空歇：指針搖動而退。空歇，指停針。

〔120〕迎奪右而瀉涼：迎奪，迎而奪之，瀉法，即迎著經脈循行的方向逆經而刺。右，使針體向右轉。瀉涼，指病者可有針下發涼的感覺。

〔121〕推內進搓：推內，指針刺入穴內淺層後，緩慢將針推入深層。進搓，行搓捻手法。

〔122〕隨濟左而補暖：隨濟，順著經脈循行的方向斜刺，使針體向左轉。補暖，指病者可有針下發熱的感覺。

〔123〕慎之：慎為謹慎、慎重之意。表示告誡，相當於「千萬」。

〔124〕色脈不順：色脈相逆。色，病色，指面容、舌象等。脈，脈象。

〔125〕陰：陰晦的氣候。

〔126〕望不補而晦不瀉：望，指每月陰曆十五，月全圓。晦，為陰曆每月月末。即月廓滿勿用補法，而月廓缺勿用瀉法。

〔127〕弦不奪而朔不濟：弦，指上弦（陰曆每月初七、初八）和下弦（陰曆每月二十二、二十三）。奪，為迎而奪之，瀉法。朔，指陰曆每月初一。濟，為隨而濟之，補法。此兩句提示要根據氣血的盛衰而施補瀉之法，但目前臨床不可拘泥。

〔128〕精其心而窮其法：精，指專心。窮，指研究、窮盡。

針灸歌賦注釋發揮

〔129〕正其理而求其原：理，為用針之理。原為疾病之原。

〔130〕位：穴位。

〔131〕避灸處而加四肢，四十有九：此指禁灸穴有49處。四肢，指四肢末梢部的井穴。

〔132〕禁刺處而除六腧，二十有二：指禁刺穴位有22個。六腧，指背部肺、心、膈、肝、脾、腎等6個腧穴。目前這些都不可拘泥，應根據實際情況，分析施治。

【原文】

抑又聞高皇抱疾未瘥，李氏刺巨闕而後蘇〔133〕；太子暴死為厥，越人針維會而復醒〔134〕。肩井、曲池，甄權刺臂痛而復射〔135〕；懸鐘、環跳，華佗刺躄足而立行〔136〕。秋夫針腰俞而鬼免沉疴〔137〕，王纂針交俞而妖精立出〔138〕。刺肝俞與命門，使瞽士視秋毫之末〔139〕；刺少陽與交別，俾聾夫聽夏蚋之聲〔140〕。

嗟夫〔141〕！去聖逾遠〔142〕，此道漸墜。或不得意而散其學〔143〕，或恣〔144〕其能而犯禁忌。愚庸智淺，難契於玄言〔145〕，至道淵深，得之者有幾？偶述斯〔146〕言，不敢示諸明達者〔147〕焉，庶幾乎童蒙之心啟〔148〕。

【註釋發揮】

〔133〕高皇抱疾未瘥，李氏刺巨闕而得蘇：高皇，疑指元世祖忽必烈。抱疾，為患病。瘥，指病癒。李氏，疑指李元，字擅長，曾為元世祖侍醫。巨闕，屬任脈，心之募穴，為心氣結聚於胸腹部的腧穴，治一切心痛、胸脅痛、腹滿暴痛、心腹積氣、胸中逆氣、噎塞不通等症。

〔134〕太子暴死……針維會而復醒：出於《史記‧扁鵲倉公列傳》。大意是說扁鵲路過虢國，遇到虢太子剛死。扁鵲說：太子的病，叫屍厥，太子沒有死。經針刺治療，太子甦醒。此事已傳為千古美談。越人，即秦越人，別名扁鵲。維會，即「三陽五會」之百會。百會穴位於人體最高處，又為手足三陽經與「陽脈之海」督脈的交會之處，為人體陽氣盛極之處。百會又為督脈與足厥陰肝經之會。肝為剛臟，其氣易逆易亢，人體的火熱之邪或陰寒之氣多易順肝經上逆入腦，直犯巔頂，出現眩暈、噁心、巔頂頭痛、中風以及神智昏迷等症狀，瀉百會可平肝潛陽、鎮肝息風。

〔135〕肩井、曲池，甄權刺臂痛而復射：取肩井、曲池二穴治療臂痛，是局部配穴法，一上一下，可使針感更為強烈。刺臂痛而復射是指針刺此二穴，不但能消除疼痛，且使手臂屈伸自如，照常能張弓射箭。甄權，為唐代名醫，撰有《脈經》、《針方》和《明堂人形圖》等書，長於針灸。隋魯州刺史庫狄欽患風痺，不能挽弓射箭，甄權針其肩井、曲池，迅即治癒能射。

〔136〕懸鐘、環跳，華佗刺躄足而立行：躄足，指筋脈攣急所致足不能行之症。

懸鐘，即膽經絕骨穴，為髓之會穴。善於治療髓海空虛所致的骨痿、腰痠脛軟、軟骨病、下肢痿軟、足部疼痛、足部麻木、足關節扭挫等病症。

環跳，是治療腰腿痛及下肢不遂等症的要穴。環跳配懸鐘，屬上下配穴，舒筋活絡，運行氣血，增強針感。

華佗，字元化，為東漢末傑出的醫學家，在醫學上有很高的成就，通曉各科，尤精於外科及針灸。他創製了麻沸散，又創立了華佗夾脊穴及五禽戲，在我國醫學史上佔有重要地位。「華佗刺躄足」事見《三國志・華佗傳》。

〔137〕秋夫針腰俞而鬼免沉疴：秋夫，指徐秋夫，為宋代醫家。傳說他夜聞鬼求治腰痛，便做草人，下針即癒。見《南史・張融傳》。腰俞，為督脈穴，在骶部，當後正中線上，適對骶管裂孔，主治腰脊強痛、腹瀉、便秘、痔疾、脫肛、便血、癲癇、淋濁、月經不調、下肢痿痺等。配膀胱俞、長強、氣衝、上髎、下髎、居髎治腰脊冷痛；配太衝治脊強反折、抽搐。

〔138〕王纂針交俞而妖精立出：王纂，為北宋醫家，善針術。傳說一女為狐所惑，日漸瘦弱，王為之下針，狐即從女被中逃出，病即癒。交俞，考文獻沒有記載是什麼穴，從年代來看，王纂所用穴位應該類似於孫思邈的十三鬼穴。

〔139〕刺肝俞與命門，使瞽士視秋毫之末：瞽，指眼瞎，多因肝血虧虛所致之青盲、暴盲及其他眼底病。肝俞有疏肝養血的作用，是治療一切目疾的要穴；命門屬督脈，與腎俞相平，具有益腎填精的功效，肝腎同源，肝俞、命門二穴相配，可補肝益腎，恢復瞽士的視力。

獸類在秋天新長出來的細毛稱「秋毫」，秋毫之末指獸毛的尖細端。

〔140〕刺少陽與交別，俾聾夫聽夏蜩之聲：少陽，即聽會穴。交別，即陽池穴。三焦經的陽池與膽經的聽

會，上下相配，具有疏通少陽經氣血的功效，是治療耳聾等耳部疾患的常用處方。

蚋（ㄖㄨㄟˋ），指蚊類昆蟲。

〔141〕嗟夫：唉！表示感嘆。

〔142〕去聖逾遠：聖，在此指古代之名醫。逾遠，意為歷經久遠。

〔143〕不得意而散其學：意，這裡指精華、精髓。散，指疏，粗疏。

〔144〕愆：失誤，過失。

〔145〕難契於玄言：契，指符合，相合。玄言，指深奧的學說。

〔146〕斯：這，此。這裡作指示代詞。

〔147〕示諸明達者：給高明通達的人看。

〔148〕童蒙之心啟：年幼無知叫「童蒙」。蒙有微昧闇弱之意。在此喻初學針灸的人可以受到啟發。

15. 百症賦

【題解】

百症賦首載於明代針灸醫家高武所著的《針灸聚英》，該書按語指出「百症不知誰氏所作」。

百症賦以歌賦的形式，介紹了針灸治療「百病」的選穴規律、配穴原則及具體處方。百，為古人常用之概數，名為百症賦乃因其內容豐富。百症賦實際載處方 93 個，以特定穴為主體。所用單穴 17 個，雙穴 76 個，共用穴

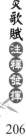

169 穴次，所載病症包括神志、外感、頭面五官、胸脅、四肢等內外科及婦科病症，方症相應，針方簡練。

本賦實用性強，其臨床價值備受臨床醫生推崇。

【原文】

百症俞穴[1]，再三用心。囟會連於玉枕，頭風療以金針[2]。懸顱、頷厭之中，偏頭痛止[3]；強間、豐隆之際，頭痛難禁[4]。

原夫面腫虛浮，須仗水溝、前頂[5]；耳聾氣閉，全憑聽會、翳風[6]。面上蟲行有驗，迎香可取[7]；耳中蟬噪有聲，聽會堪攻[8]。目眩兮，支正、飛揚[9]；目黃兮，陽綱、膽俞[10]。攀睛攻少澤、肝俞之所[11]，淚出刺臨泣、頭維之處[12]。目中漠漠，即尋攢竹、三間[13]；目覺急取養老、天柱[14]。觀其雀目肝氣，睛明、行間而細推[15]；審他項強傷寒，溫溜、期門而主之[16]。廉泉、中衝，舌下腫疼堪取[17]；天府、合谷，鼻中衄血宜追[18]。耳門、絲竹空，住牙疼於頃刻[19]；頰車、地倉穴，正口喎於片時[20]。喉痛兮，液門、魚際去療[21]，轉筋兮，金門、丘墟來醫[22]。陽谷、俠谿，頷腫口噤並治[23]；少商、曲澤，血虛口渴同施[24]。通天祛鼻內無聞之苦[25]，復溜祛舌乾口燥之悲[26]。啞門、關衝，舌緩不語而要緊[27]；天鼎、間使，失音囁嚅而休遲[28]。太衝瀉唇喎以速癒[29]，承漿瀉牙疼而即移[30]。項強多惡風，束骨相連於天柱[31]；熱病汗不出，大都更接於經渠[32]。

【註釋發揮】

〔1〕百症俞穴：百，指多。症，指疾病。俞穴，泛

指全身腧穴。

〔2〕頭風療以金針：頭風，指頭痛經久不癒，時作時止。痛勢一般較劇，兼症不一。多因風寒、風熱侵襲，或痰瘀鬱遏頭部經絡所致。本句意為可用針刺的方法治療頭風。

〔3〕懸顱、頷厭之中，偏頭痛止：懸顱、頷厭，均為足少陽膽經在側頭部腧穴，具有宣洩風邪、清熱、開鬱止痛的功效。治療肝膽風熱，邪襲少陽經絡而引起的偏頭痛，可使針感直達患部。

〔4〕強間、豐隆之際，頭痛難禁：頭痛原因較多，因痰濁中阻，上蒙清竅，經絡阻塞，清陽不升而致頑固性頭痛，治療應以滌痰化濕為主。治宜近取強間以通絡止痛，遠取治痰要穴豐隆，健脾化濕除痰。上下呼應，緩解劇烈頭痛，消除煩心嘔吐等現象。禁，指禁得起，受得住。

〔5〕原夫面腫虛浮，須仗水溝、前頂：指取督脈的水溝、前頂二穴，以疏風發汗、溫陽利水，治療陽虛水泛引起的顏面及眼瞼浮腫。仗，指用、依靠。

〔6〕耳聾氣閉，全憑聽會、翳風：耳聾氣閉指發病突然，兩耳無聞。多因外傷、外感風火或內火上炎所致。局部取膽經的聽會穴及三焦經的翳風穴，兩穴同氣相求，前後相配，可使針感直達病所，使閉阻的少陽經經氣得以通暢，改善聽力。

〔7〕面上蟲行有驗，迎香可取：面上蟲行是形容面部發癢，如有蟲爬行的感覺。多因風熱或血虛而致。迎香

穴為手足陽明經的交會穴，採用瀉法可清熱涼血，補法能養血息風止癢。

〔8〕耳中蟬噪有聲，聽會堪攻：意為取足少陽膽經的聽會穴可攻瀉肝膽之火，消除耳內的蟬鳴現象。堪，指能夠，可以。

〔9〕目眩兮，支正、飛揚：手足太陽經循行均經過眼部，取手足太陽的絡穴支正、飛揚，上下相配，治療眼昏目眩，體現了「經脈所過，主治所及」的取穴原則。目眩，又名眼眩。此處指眼目昏花，為血熱上攻所致。臨床取支正、飛揚上補下瀉，治療梅尼埃病導致的眩暈，具有較好的療效。

〔10〕目黃兮，陽綱、膽俞：陽綱、膽俞，同屬足太陽膀胱經。膽俞在背部，當第 10 胸椎棘突下，旁開 1.5 寸，旁開 3 吋即陽綱穴。陽綱主治肝膽脾胃疾患，包括身熱目黃、四肢倦怠、食慾不振、腹滿腹脹、腸鳴腹痛等症，具有卓效。膽俞為膽腑精氣輸注聚集之處，是治療一切肝膽疾患的特效穴。兩穴相配可疏通膽道，調整脾胃，清熱化濕祛黃。

〔11〕攀睛攻少澤、肝俞之所：攀睛，舊稱胬肉攀睛，是指內外皆生有紅色肥厚的胬肉（生於內側者較多）。嚴重者胬肉可延伸入角膜和瞳孔邊緣，甚至掩及瞳孔，影響視力。多因心火上炎，血熱壅盛，氣滯血瘀所致，亦可由陰虛火旺引起。手少陰心經循行「系目系」。手太陽小腸經支脈經頰部到眼外角；從頰部別出入眼眶下部，經鼻至眼內角。

少澤位於小指末端，承接手少陰心經脈氣，為手太陽小腸經的井穴，以三棱針點刺少澤穴，瀉血可清瀉心經與小腸經之熱，疏通經絡，使胬肉逐漸消除。肝開竅於目，配肝俞，可增強明目的療效。

〔12〕淚出刺臨泣，頭維之處：淚出，指迎風流淚或目淚自流。臨泣，為頭臨泣，是膽經、膀胱經和陽維脈三脈的交會穴。膽與肝相為表裡，肝開竅於目，頭臨泣穴為治療目疾要穴。頭維，是胃經與膽經的交會穴。胃經經別「還系目系，合於陽明」。膽經經別「系目系，合少陽於外眥」。頭維與頭臨泣配合，具有疏風清熱、祛寒止淚及收斂等功效，可治療各種虛實寒熱的淚出現象。

〔13〕目中漠漠，即尋攢竹、三間：目中漠漠，指看東西有如塵煙密佈，模糊不清。攢竹，是治療各種風熱火鬱等屬實證目疾的常用效穴。三間，為大腸經輸水穴，具有清熱、鎮痛、去翳、明目等作用。二穴分屬手、足太陽經，同氣相求，上下配穴，可疏風散熱，消除外翳，恢復視覺。

〔14〕目覺，急取養老、天柱：目覺，指目視不明，視物不清，或有重影。養老是手太陽小腸經的郄穴，天柱屬足太陽膀胱經，手、足太陽經均與眼相連，兩穴上下相配，同氣相求，治療因氣血虧損而致視物不明，是臨床常用配方。

〔15〕雀目肝氣，睛明、行間而細推：雀目，為夜晚視物不清，即夜盲症。多因肝血不足，不能上榮所致，近取睛明，循經取肝經滎穴行間以滋陰明目。

〔16〕項強傷寒，溫溜、期門而主之：外感寒邪侵襲肌表，出現頭項強痛惡寒等症，屬於傷寒太陽病症狀。溫溜為手陽明大腸經的郄穴，具有疏風通陽、開洩腠理的功效，在汗出表解後，使邪從外解，控制疾病的傳變。期門穴為肝之募穴，有疏肝清熱、寬胸散瘀通結等功效。張仲景《傷寒論·太陽中風篇》中記載：「傷寒腹痛譫語，寸口脈浮而緊，此肝乘脾也，名曰縱，刺期門。」「傷寒發熱，嗇嗇惡寒，大渴欲飲水，其腹必滿，自汗出，小便利，其病欲解，此肝乘肺也，名曰橫，刺期門。」

〔17〕廉泉、中衝，舌下腫疼堪取：舌下腫疼，多為心經火盛血壅所致。中衝是手厥陰心包經的井穴，用三棱針點刺放血數滴可清心瀉火、開鬱消腫止痛。廉泉在喉結上方，舌骨上緣凹陷處，是任脈和陰維脈的交會穴。在廉泉進行針刺，針尖向舌根方向，針感能直達患部，兩穴相配，洩熱消腫效果更為顯著。

〔18〕天府、合谷，鼻中衄血宜追：衄血，是鼻出血，多為風熱壅盛，外感或勞傷、陰虛等所致。《巢氏病源》說：「肺開竅於鼻，熱乘於血，則氣亦熱也，血氣俱熱，血隨氣發，出於鼻為鼻衄。」天府為手太陰肺經腧穴，天氣通於肺，名為天府，蘊含此處為肺臟精氣聚藏所在。天府穴的取穴方法，《醫學原始》載：「用鼻尖點臂上，到處是穴。」亦說明鼻與天府穴密切相關。

天府穴具有疏通陽熱怫鬱，治療血熱妄行之鼻衄的功效。合谷是手陽明大腸經的原穴，具有疏風、清熱的作用，與天府穴表裡相配，瀉熱止血，治療風熱壅盛犯肺而

引起的鼻衄。

〔19〕耳門、絲竹空，住牙疼於頃刻：牙疼，此指風火牙痛，本病時發時止，牙齦紅腫，陣陣作痛。耳門、絲竹空均屬手少陽三焦經，可疏風清熱，清除局部的鬱火而止牙疼。

〔20〕頰車、地倉穴，正口喎於片時：口喎，指風寒侵襲面部絡脈引起的口眼喎斜。頰車、地倉均屬足陽明胃經，位於面頰部，兩穴相配可調和局部氣血。早期應該兩穴互透，即頰車透地倉用甩針法針刺療效較好。

〔21〕喉痛兮，液門、魚際去療：液門、魚際二穴分別為手少陽三焦經及手太陰肺經的滎穴，兩穴相配，可清熱涼血，治療咽中癢痛，燥辣紅腫，疼痛如燒如灼之熱證的喉痛。如因腎陰虧虛引起的咽喉腫痛，疼痛較輕，手足心熱，舌紅脈細弱，當取太谿與照海以滋陰降火。

〔22〕轉筋兮，金門、丘墟來醫：轉筋，俗稱抽筋，多由血氣不足，風冷或寒濕侵襲所致。症見肢體筋脈牽掣拘攣，以小腿腓腸肌最常見，甚則牽連腹部拘急。治宜活血舒筋。金門，為足太陽膀胱經郄穴，陽維脈的起點，主治霍亂轉筋、癲癇、暴疝腹痛、小兒驚風以及眩暈、衄血等。丘墟，是足少陽膽經的原穴，具有舒筋活絡、鎮痛消腫的功效。兩穴部位相近，配合應用可緩解轉筋疼痛等症狀。

〔23〕陽谷、俠谿，頷腫口噤並治：頷，指下巴頦。頷腫口噤，是指頷部腫脹，不能張口、咀嚼、發音，如同口噤一樣。多由外感風熱，濕毒侵襲所致。陽谷為手太陽

小腸經的經火穴，針瀉此穴，有退熱的作用。俠谿是足少陽膽經的滎水穴，有疏風發汗的功效。二穴上下配合，可清熱、解毒、消腫、散結。

〔24〕少商、曲澤，血虛口渴同施：少商，為手太陰肺經的井穴，點刺放血可清瀉肺經熱病。曲澤為手厥陰心包經的合穴，主治心痛、身熱、煩渴、逆氣等症。對於熱盛傷津，血虛口渴的病變，兩穴同施瀉法，可使療效直達上焦，驅散溫熱之邪，清熱養津而解口渴。

〔25〕通天去鼻內無聞之苦：通天位於頭部，屬於足太陽膀胱經。《內經》曰：「天氣通於肺。」「在臟為肺，在竅為鼻。」「肺氣通於鼻，肺和則鼻能知臭香矣。」名為通天穴，蘊含本穴通於肺，通於鼻之義。通天是治療鼻衄、鼻窒、鼻瘡、鼻痔、鼻淵、鼻流清涕、喘息而鼻翼翕動等各種鼻病的要穴，尤其是肺氣被風寒所襲，出現鼻塞流涕、不聞香臭的症狀時，針灸通天穴可獲得較好的療效。鼻竅不通者，通天穴處多有明顯壓痛，通常壓痛點消失，症狀即可減輕或消失。

〔26〕復溜袪舌乾口燥之悲：復溜是足少陰腎經的經金穴，腎經母穴。根據虛者補其母的原則，腎虛的病症，適取復溜穴。腎經循行入肺中，沿喉嚨，挾舌根部，當腎虛水虧火旺出現舌乾口燥時，補復溜穴可滋陰降火、生津止渴。

〔27〕啞門、關衝，舌緩不語而要緊：啞門為督脈和陽維脈的交會穴，可瀉諸陽之熱，為治療言語澀滯及啞病要穴，回陽九針穴之一。關衝是手少陽三焦經的井穴，可

瀉三焦熱邪。二穴相配，可清三焦熱邪，使針感直達舌根，恢復舌的運動功能，使言語如常。

〔28〕天鼎、間使，失音囁嚅而休遲：囁嚅，即言語謇澀，想說話，一時說不出來的樣子。天鼎屬手陽明大腸經，主治暴瘖、氣梗、喉痺、喉鳴、咽腫、不得息、飲食不下等病症。間使是手厥陰心包經的經金穴，具有清熱、祛寒的作用，二穴上下相配，主治瘖不能言、咽中如梗等咽喉及舌根部疾患。

〔29〕太衝瀉唇喎以速癒：足厥陰肝經循行「從目系，下頰裡，環唇內」。肝主風，主藏血，「諸風掉眩，皆屬於肝」。肝陽偏亢所致之中風卒倒相當於腦中風，輕症則舌強口喎，遠端當首選肝經原穴太衝，以息風降逆。

〔30〕承漿瀉牙疼而即移：承漿穴為任脈和足陽明胃經的交會穴，可瀉除因陽明鬱熱所致之牙疼，使針感直達病所而鎮痛。

〔31〕項強多惡風，束骨相連於天柱：太陽主一身之表，項強多惡風，是傷寒太陽病的一種症候。天柱穴在項部，是疏散頭部風邪、宣導氣血、緩解頭項強痛的常用要穴。束骨為足太陽膀胱經的輸木穴，主治體重節痛，有祛風解肌的功效。二穴上下配合，可疏風散寒解表，消除太陽病初期症狀。

〔32〕熱病汗不出，大都更接於經渠：經渠是肺經的經穴，具有宣肺解表發汗，驅邪外出的功效，與足太陰脾經的滎火穴大都上下配合，治療熱病汗不出。

【原文】

且如兩臂頑麻，少海就傍於三里[33]；半身不遂，陽陵遠達於曲池[34]。建里、內關，掃盡胸中之苦悶[35]；聽宮、脾俞，袪殘心下之悲悽[36]。久知脅肋疼痛，氣戶、華蓋有靈[37]；腹內腸鳴，下脘、陷谷能平[38]。胸脅支滿何療，章門、不容細尋[39]。膈疼飲蓄難禁，膻中、巨闕便針[40]。胸滿更加噎塞，中府、意舍所行[41]；胸膈停留瘀血，腎俞、巨髎宜徵[42]。胸滿項強，神藏、璇璣已試[43]；背連腰痛，白環、委中曾經[44]。脊強兮，水道、筋縮[45]；目兮，顴髎、大迎[46]。 病非顛息而不癒[47]，臍風須然谷而易醒[48]。委陽、天池，腋腫針而速散[49]；後谿、環跳，腿疼刺而即輕[50]。夢魘不寧，厲兌相諧於隱白[51]；發狂奔走，上脘同起於神門[52]。驚悸怔忡，取陽交、解谿勿誤[53]；反張悲哭，仗天衝、大橫須精[54]。癲疾必身柱、本神之令[55]，發熱仗少衝、曲池之津[56]。歲熱時行，陶道復求肺俞理[57]；風癇常發，神道須還心俞寧[58]。濕寒濕熱下髎定[59]；厥寒厥熱湧泉清[60]。

【註釋發揮】

〔33〕兩臂頑麻，少海就傍於三里：頑，頑固。意為經久不癒，反覆發作。手三里和少海穴，均位於肘關節附近，陰陽相配，調經活絡，可消除兩臂頑麻之症。

〔34〕半身不遂，陽陵遠達於曲池：曲池穴具有舒筋活絡的作用，主治上肢疾患。陽陵泉為筋之會穴，治療一切與筋有關的病症。陽陵泉與曲池上下相配，可貫通經脈，治療半身不遂。

〔35〕建里、內關，掃盡胸中之苦悶：建里為任脈

穴，具有調理脾胃、和中理氣、消積化滯之功，故名為建里，是主治痞滿病的常用穴。內關通手少陽三焦經及陰維脈，三焦主通行原氣，主持諸氣，總司人體氣化和氣機。《難經‧第二十九難》載：「陰維為病，苦心痛。」內關具有寬胸解鬱，行氣利膈之效，與建里相配，相互呼應，治療各種原因所引起的胸中痞滿證。應用時，建里為主穴，直刺或向上斜刺使針感傳導胸中；雙側內關為配穴，直刺或向上斜刺，令針感向心臟方向傳導。

〔36〕聽宮、脾俞，祛殘心下之悲悽：心下之悲悽，指心氣虛怯、情緒悲哀、憂愁、頹廢、消極不安等。聽宮穴為手太陽小腸經與手少陽三焦經、足少陽膽經的交會穴，小腸與心經相表裡，聽宮穴有寧心安神的作用，與脾俞穴相配，養血健脾，振作中氣，臨床常用於鬱證的治療。

〔37〕久知脅肋痛，氣戶、華蓋有靈：氣戶，在胸部，乳中線上，當鎖骨中點下緣處，屬足陽明胃經，主治哮喘、咳逆上氣、胸背痛、胸脅支滿疼痛等疾患。華蓋，在胸部，前正中線上，平第一肋間隙，屬任脈，也是主治哮喘咳嗽、胸脅滿痛以及喉痺、咽腫等症的常用穴。二穴相配可宣肺行氣而緩解脅肋疼痛。

〔38〕腹內腸鳴，下脘、陷谷能平：下脘，在上腹部，臍中上 2 吋，為任脈與足太陰脾經的交會穴，主治完穀不化、胃脹、腹痛、腸鳴等症。

陷谷位於足背，是足陽明胃經的輸穴，有化濕行氣，止腹痛，消水腫及發汗的作用。針刺陷谷，配合在下脘穴

針灸並施，可調節脾胃的功能，治療因脾胃失調，中有水氣而引起的腹內腸鳴等症。

〔39〕胸脅支滿何療，章門、不容細尋：胸脅支滿，指胸脅滿悶，肋間撐支不舒的現象，多屬肝膽病變。章門為足厥陰肝經腧穴，脾之募穴，臟之會穴，具有疏肝理脾、疏通經氣的作用。不容，位於上腹部，為足陽明胃經腧穴，有寬胸止痛的作用。《針灸甲乙經》載：「脅下痛、口乾、心痛與背相引……。不容主之。」《循經考穴編》載：「主胸脅積滯膨脹、膺背相引而痛。」不容與章門二穴相配，可消除胸脅支滿及疼痛的現象。

〔40〕膈疼飲蓄難禁，膻中、巨闕便針：膈疼飲蓄，指胸膈有水停滯，胸部疼痛。治療本病，以攻逐停滯的水氣為主。取膻中、巨闕二穴，可清肅肺氣，運化水濕，緩解胸膈疼痛。

膻中為任脈與脾、腎、三焦、小腸經的交會穴，心包的募穴，氣之會穴，亦稱上氣海。能疏通氣機，運化水液，對於水液停滯的懸飲證，有較好療效。

巨闕位於臍上 6 吋，屬任脈，是心之募穴，主治一切心痛、胸滿、短氣、咳逆、痰飲、腹脹、腹痛等症。膻中和巨闕二穴相配合，可清肅肺氣，運化水濕，攻逐停滯水氣，緩解胸膈疼痛。

〔41〕胸滿更加噎塞，中府、意舍所行：噎塞指飲食入咽，不能順利通下。李士材說：「反胃噎膈，總是血液衰耗，胃脘乾槁，槁在上者，水飲可行，食物難入，名曰噎塞。」病因「大抵氣血虧損，復因憂思悲恚，則脾胃受

傷，血液漸耗，鬱氣生痰，痰則塞而不通，氣則上而不下，有礙道路，欲食難進，噎塞所由成也。」即多為七情憂鬱過度、脾胃氣血兩虛所致。

中府為肺經與脾經的交會穴，肺之募穴。具有利氣、散鬱、清熱、祛痰、止嘔等功效，對脾虛氣逆引起的胸滿噎塞症狀，至為適宜。意舍為足太陽膀胱經腧穴，在背部，與脾俞穴平。主治腹脹虛滿、嘔吐、食不下、大便滑洩等症。胸滿噎塞，乃脾胃氣血兩虛所致，取本穴與中府穴相配，以養血健脾補虛、利膈豁痰止吐。臨症一般還要配璇璣、內關療效才能更加明顯。

〔42〕胸膈停留瘀血，腎俞、巨髎宜徵：胸膈停留瘀血，指瘀血阻滯上焦，多見胸滿煩躁、漱水不欲咽。瘀血阻滯在上焦者，多有胸痛煩滿口燥熱象，針刺腎俞穴，可滋補腎水，清熱降火，潤養津血、化瘀利氣、止血。巨髎穴位於面部，為胃經和陽蹻脈的交會穴，與腎俞相配，以增強活血化瘀、清熱止痛的功效。徵，搜求，尋求。

〔43〕胸滿項強，神藏、璇璣已試：指因風寒鬱肺，不得發散，出現咳嗽氣喘、胸膈滿悶、頭痛項強等病症時，可取神藏、璇璣。

神藏，在胸部，當第二肋間隙中，前正中線旁開 2 吋處，屬於足少陰腎經，為主治咳逆喘滿要穴。

璇璣為任脈腧穴，在胸部，天突穴下 1 吋，主治咳逆上氣、胸脅滿痛、喉痺咽腫等症。二穴相配合，可宣肺降氣、止咳定喘，消除胸滿之症，亦可緩解因氣血鬱滯導致的頭痛項強等病症。

〔44〕背連腰痛，白環、委中曾經：治療腰背痛，循經取穴，多偏重取膀胱經穴，其中委中最為常用。白環俞在骶部，平第4骶後孔，亦屬膀胱經。主治遺精、白濁、崩中、帶下、腰髖痛、腳膝不遂等症。《靈樞‧五癃津液別篇》載：「……髓液皆減而下，下過度則虛；虛，故腰背痛而脛酸。」本穴以治療腎虛腰痛為主，與委中上下相配，可標本同治。

〔45〕脊強兮，水道、筋縮：脊強，即脊柱強直，難以前俯，甚至反而後仰，角弓反張，為督脈的主要病變。筋縮，屬於督脈，位於左右肝俞之間。肝主筋，本穴具有濡養肝陰，柔和筋脈的作用。可治療癲癇、小兒驚癇、肝陽暴逆及其他原因引起的筋脈攣急、脊柱強直等症狀，故名為筋縮。

《素問‧骨空論》載：「……此生病，從少腹上衝心而痛，不得前後，為衝疝，其女子不孕，癃痔遺溺嗌乾，督脈生病，治督脈，治在骨上，甚者在臍下營。」意為督脈的病變，有大小便不利，少腹部衝疝作痛，上衝至心部，上下牽連而痛，若在女子便難以成孕，也有或小便癃閉，痔或遺溺，或口咽乾燥等現象。如督脈生病，脊強反折，當以治督脈為主，治在骨上，嚴重者，則當在臍下取穴。「脊強兮水道筋縮」，就是根據本節經文，兩穴配伍主要用於寒濕傷陽、經筋失養導致的脊柱強直，腰部屈伸不利症，筋縮溫陽化氣柔筋，配合位於下腹部的足陽明胃經的水道穴利濕，前後呼應以增加療效。

〔46〕目瞤兮，顴髎、大迎：瞤，《說文解字‧目部》

載：「瞤，目動也。」目瞤，為眼瞼顫動，肌肉抽縮之症。顴髎，屬於手太陽小腸經，小腸經的支脈經頰部到眼外角。另一支脈從頰部別出入眼眶的下部，經鼻至眼內角，斜行而絡於顴骨部。

顴髎位於眼瞼下方，為治療眼瞼瞤動的要穴。大迎，屬於足陽明胃經，胃經循行起於鼻，旁約太陽之脈，與目內眥相連，顴髎、大迎兩穴相配，可疏通局部氣血，緩解眼瞼瞤動等病症。顴髎當深刺以針感出現為度。

〔47〕痓病非顱息而不瘳：痓，疑為「痙」之誤，痙病為肢體強直，不柔和類病症。顱息，為手少陽三焦經腧穴，退熱作用較好，在耳後青絡脈上取穴、為治痙病的要穴。

〔48〕臍風須然谷而易醒：臍風，又名風搐、四六風等。即新生兒破傷風。多因斷臍不潔、感染外邪所致。然谷，為足少陰腎經的滎火穴，具有息風開竅、引熱下行的功效。

〔49〕委陽、天池，腋腫針而速散：腋腫，即腋窩部腫脹、疼痛，為手厥陰心包經脈的主要病候。心包經從胸中出脅下，當腋下 3 吋處上行抵腋窩部，取位於第 4 肋間隙，乳頭外 1 吋的天池穴，以疏通局部氣血，治療各種原因引起的腋腫。三焦與心包相表裡，配合三焦的下合穴委陽，上下呼應，以增強消腫功效。

〔50〕後谿、環跳，腿疼刺而即輕：環跳，為膽經和足太陽膀胱經的交會穴，為主治腰胯痛、腳膝冷風濕痺、半身不遂等症的要穴。

後谿，是手太陽小腸經輸穴，通於督脈。後谿、環跳上下相配，治療太陽經和少陽經循行部位的下肢疼痛，具有較好的療效。

〔51〕夢魘不寧，厲兌相諧於隱白：夢魘不寧，為睡中見驚恐惡夢，不時驚覺，神思恍惚，夜臥不安的現象。本病病因不外痰火擾亂，心神不寧，或思慮傷脾，火熾痰瘀，或腎水不足，心陽獨亢，或因過勞精血衰弱等所致。厲兌、隱白均位於足趾末端，分別為胃經和脾經的井穴，兩穴脈氣相通，可清火消痰、引火下行、寧心安神。

〔52〕發狂奔走，上脘同起於神門：發狂奔走，多為偏於陽性的癲狂病，即《難經》所謂「重陰者癲，重陽者狂」。本病多為七情所傷，亦有熱病發狂，傷寒陽明熱盛而發狂，狂病尤與心、胃、腎有關，多因挾痰挾熱而導致言語行動方面狂妄暴戾，躁擾不安。

上脘為任脈與手太陽小腸經、足陽明胃經三脈的交會穴，偏於治療上焦病症，具有化痰降火、開心竅、安神定志的功效。神門為手少陰心經的原穴，輸土穴為心經子穴，實者瀉其子，與上脘穴相配，針用瀉法，以增強清熱寧心之效。

〔53〕驚悸怔忡，取陽交、解谿勿誤：陽交，是膽經和陽維脈的交會穴，陽維脈的郄穴。主治面腫、喉痹、胸滿、膝痛及驚狂虛勞等症。

解谿，是足陽明胃經的經火穴，具有治療癲疾、瘈驚、煩心悲泣等症的功效。二穴配伍具有安神寧心的作用，緩解由本病引起的其他全身症狀。

〔54〕反張悲哭，仗天衝、大橫須精：反張，指角弓反張抽搐。悲哭，指抑鬱。天衝，為膽經和足太陽膀胱經的交會穴，為治療頭痛、癲疾、風痙、角弓反張等症的常用穴。大橫穴位於腹部臍旁 4 吋，功善溫脾陽而止瀉洩、腹痛。本病當為寒氣入腹，脾陽不足而發病的慢脾風。故以大橫為主，以溫補腸胃，振作脾陽，緩解疼痛；天衝穴針刺時，須將針尖向後下沿皮刺向瘛脈，針用瀉法，不必留針。

〔55〕癲疾必身柱、本神之令：癲疾，即癲癇病。本病多由肝風痰火所致，治療應以平肝化痰清火為主。本神，為膽經和陽維脈的交會穴，是治療頭頂急痛、目眩、驚癇、癲疾等症的常用穴。反張與脊痛等現象，是督脈病的症候，多取督脈穴治療。《素問・刺熱篇》載：「熱病氣穴，三椎下間，主胸中熱（指肺熱）。」三椎下間即身柱穴，主治癲癇病，可消除腰脊強痛，肌肉抽搐，並具有清除痰火的作用。本神、身柱配伍可瀉除痰火、退熱開竅，除主治癲癇、小兒驚癇之外，兼治偏於陽性的身熱狂走、胡為妄言的癲狂病。

〔56〕發熱仗少衝、曲池之津：少衝，為手少陰心經的井穴，具有清熱瀉火的功效，是治療掌心發熱、脈數面赤、舌乾口燥、心中煩熱、譫語等熱病的特效穴。曲池穴具有貫通上下、退周身之邪熱的功效。兩穴相配，可增強清熱功效。

〔57〕歲熱時行，陶道復求肺俞理：歲熱時行，指季節性、流行性的溫熱病。陶道，為督脈與足太陽膀胱經的

交會穴，主治因熱病引發的頭痛、項強、脊強等病症，具有退熱功效，尤其是骨蒸之熱，更有卓效。肺俞，為主治一切肺臟疾患，如喘咳上氣、胸滿、氣短、肺痿、癆瘵、骨蒸，以及內傷吐血、虛煩盜汗的常用穴，兩穴部位相近，常配合應用，以增強療效，多用灸法。

〔58〕風癇常發，神道須還心俞寧：風癇，為癇的一種。《聖濟總錄・卷十五》：「風癇病者，由心氣不足，胸中蓄熱，而又風邪乘之。病間作也。其候多驚，目瞳子大，手足顫掉，夢中叫呼，身熱瘈瘲，搖頭噤，多吐涎沫，無所覺知是也。」神道，為督脈穴，位於左右心俞穴之間。《千金方》載：「治卒病惡風欲死、不能語，及肉痹不知人，灸第五椎名曰臟俞（即神道）。」《銅人腧穴針灸圖經》載：「神道，治寒熱頭痛，進退往來，痰瘧、恍惚悲愁，健忘驚悸。」具有鎮靜安神的作用。

心俞，別名患門，古有「久病不癒取患門」之說，該穴位於背部，當第 5 胸椎棘突下，旁開 1.5 吋。兩穴相配，可養心，通陽，益氣，安神，定志。

〔59〕濕寒濕熱下髎定：濕寒，指素有濕邪而復感風寒之證。症見肢腫腰痠，大便泄瀉。濕熱為內熱鬱遏，不能宣行水道，致停滯而生濕。下髎位於骶部，是足太陽膀胱經與足太陰脾經、足厥陰肝經和足少陽膽經交會之處，具有貫通肝膽脾胃各經，健脾行濕，清除肝膽鬱熱，增強運化的功能，是治療下焦濕證的要穴。濕熱宜針，寒濕則針後加灸，或專以灸治為主。

〔60〕厥寒厥熱湧泉清：厥寒厥熱，為陰陽失調，氣

機上逆的現象。《素問·厥論》載：「陽氣衰於下，則為寒厥，陰氣衰於下，則為熱厥。」寒厥，即厥寒，症見四肢逆冷，身寒面青，大便溏薄，甚至昏倒。熱厥，即厥熱，症見身熱面赤、口乾、便秘，甚則不省人事。厥寒厥熱與腎氣密切相關，正如《醫學入門》所說：「腎移寒於脾則為寒厥，心移熱於腎則為熱厥。」

湧泉為足少陰腎經的井木穴，是腎經脈氣所發之處。熱厥的發作，必起於足心，針瀉湧泉穴可清熱開竅，引火下行。寒厥發作，在此穴施灸，可起到溫中散寒、補暖下元的作用。

【原文】

寒慄惡寒，二間疏通陰郄暗[61]；煩心嘔吐，幽門開徹玉堂明[62]。行間、湧泉，主消渴之腎竭[63]；陰陵、水分，去水腫之臍盈[64]。癆瘵傳屍，趨魄戶、膏肓之路[65]；中邪霍亂，尋陰谷、三里之程[66]。治疸消黃，諧後谿、勞宮而看[67]；倦言嗜臥，往通里、大鐘而明[68]。咳嗽連聲，肺俞須迎天突穴[69]。小便赤澀，兌端獨瀉太陽經[70]。刺長強於承山，善主腸風新下血[71]；針三陰於氣海，專司白濁久遺精[72]。且如肓俞、橫骨，瀉五淋之久積[73]；陰郄、後谿，治盜汗之多出[74]。脾虛穀以不消，脾俞、膀胱俞覓[75]；胃冷食而難化，魂門、胃俞堪責[76]。鼻痔必取齦交[77]，癭氣需求浮白[78]。大敦、照海，患寒疝而善蹻[79]；五里、臂臑，生癧瘡而能治[80]。至陰、屋翳，療癢疾之疼多[81]；肩髃、陽谿，消癮風之熱極[82]。

【註釋發揮】

〔61〕寒慄惡寒，二間疏通陰郄暗：寒慄惡寒，為表邪未解，或陽微陰盛，或陽氣內陷所致，多表現為自覺周身寒冷，且軀體震顫，乃因裡熱熾盛，陽氣不得外越所致。二間，為手陽明大腸經的滎水穴，具有宣發腠理的作用。陰郄，為手少陰心經的郄穴，可清除內熱壅遏，以治其本。暗指外表雖顯露寒象，病的本質是真熱隱伏在內。取二間疏通，是治表象之假寒，而針灸陰郄穴，是治其暗藏在裡的真熱。二穴配伍治療真熱假寒的怕冷寒戰有較好的效果。

〔62〕煩心嘔吐，幽門開徹玉堂明：幽門穴位於上腹部，為腎經和衝脈的交會穴，可治療氣逆上衝及胃部疾患，對嘔吐吞酸、吐涎及心下煩悶等症，尤有良效。

玉堂在胸部，當前正中線上，平第三肋間隙，屬於任脈，為治療喘息、咳逆、胸膺滿痛、嘔吐煩心等症的常用穴。玉堂穴和幽門穴相配，以清熱、祛寒而止吐。玉堂明意為掌握玉堂穴運用的規律，寒宜灸，熱宜針。明，明白，懂得。

〔63〕行間、湧泉，主消渴之腎竭：竭，意為水乾涸。腎竭，即為下消，症見渴飲不絕，飲一溲一，小便增多，而混濁如膏，多為腎陽虛衰所致。行間穴是足厥陰肝經的滎火穴，肝經的子穴，具有清熱瀉火的作用。湧泉穴在足底部，是足少陰腎經的井穴，針用補法，可起到益腎補陽的作用。二穴配合治療腎陽不足失於蒸騰氣化，飲水後即欲小便的腎氣衰竭。

〔64〕陰陵、水分，去水腫之臍盈：臍盈，指水濕內停，腹部皮膚緊張，臍窩消失，甚至突出等現象。盈，充滿，圓滿。陰陵泉是足太陰脾經的合穴，屬水，具有理氣養脾，宣洩水液，通利小便的功效，為利尿要穴。水分位於臍中上 1 吋，屬於任脈。

《類經圖翼》曰：「其部位當小腸之下口，至是而泌別清濁，水液入膀胱，渣滓入大腸，故曰水分。」水分與陰陵泉上下相配，以利尿瀉下，治療大腹水腫，消除水腫之臍盈的現象。

〔65〕癆瘵傳屍，趨魄戶、膏肓之路：癆瘵傳屍，即癆瘵病，為傳染性慢性消耗性疾病，又稱「傳屍癆」。主要症狀為咳嗽、咳血、盜汗，身體逐漸消瘦，以陰虛為多見。魄戶穴與肺俞穴相平，為主治肺臟疾患的要穴。

膏肓穴位於魄戶之下，古人認為人體如臟腑調和，氣血充實，溢於外，則皮肉膏脂，餘於內，則肓膜豐滿。名為膏肓，蘊含如有脂膏削脫，肓膜瘦薄之候，在該穴施灸，可使陽氣旺盛，促進營養吸收，為主治各種虛癆症以及一切慢性疾患的要穴。

〔66〕中邪霍亂，尋陰谷、三里之程：中邪霍亂，即突然發生以腹部絞痛、上吐下瀉為特徵的病變。本病多為腸胃虛寒，運化失職，邪蘊於內，清濁混淆，亂於腸胃而成。治療以足陽明胃經足三里穴為主，以調和中焦，蕩滌腸胃積垢；陰谷為足少陰腎經的合穴，可消除腎臟水寒之邪上逆，理下焦之虛寒，振作元陽，緩解腹痛與吐瀉，治療霍亂。胃經屬於戊土，腎經屬於癸水，戊剛癸柔，陰谷

與足三里穴相配合，戊癸相合，以燥土與寒水相配，可謂剛柔相配，各盡其用。

〔67〕治疸消黃，諧後谿、勞宮而看：後谿，是手太陽小腸經的輸木穴。勞宮，是手厥陰心包經的滎火穴，即火經中的火穴。

針瀉勞宮與後谿二穴，對於身熱煩渴的陽黃證，可清熱祛濕，使熱象漸次減輕，黃疸逐漸消退。

〔68〕倦言嗜臥，往通里、大鐘而明：通里，是手少陰心經的絡穴，溝通心與小腸表裡兩經，心經承接足太陰脾經的脈氣，《靈樞‧經脈篇》載通里「別而上行，循經入於心中，系舌本，屬目系，其實則支膈（胸膈支撐不舒），虛則不能言」。舌為心之苗，言為心之聲，正氣不足而虛，故倦言。補通里可治療心氣虛怯之症，消除少氣倦言，甚至不能言語的現象。大鐘為足少陰腎經絡穴，脈氣上走心包，具有溫腎健脾的功效，與通里穴上下相配，可增強補氣的功效，提高療效。

〔69〕咳嗽連聲，肺俞須迎天突穴：肺主一身之氣，肺俞為治療咳嗽類疾患的要穴。天突在頸部，是任脈和陰維脈的交會穴，治療各種原因引起的咳嗽和氣喘病。肺俞與天突前後配穴，可養肺調氣、開鬱潤燥，標本兼顧。

〔70〕小便赤澀，兌端獨瀉太陽經：兌端穴為督脈末穴。《素問‧骨空論》載督脈「此生病者，從少腹上衝心而痛，不得前後（即大小便不利）為衝疝」。針瀉兌端穴，可瀉陽經之熱，下病上取以清熱利尿。獨瀉太陽經，指針瀉手太陽小腸經子穴小海。小腸主分清泌濁，小腸病

變，影響泌別清濁，導致大便不實，小便短赤。小腸與心互為表裡，心經有熱，下移至小腸，可導致小便赤澀。針瀉手太陽小腸經的子穴小海，可清熱瀉火，通利小便。

〔71〕刺長強於承山，善主腸風新下血：風熱客於腸胃，或濕熱蘊積於腸，損傷陰絡致便中帶血之症為「腸風下血」。新，指血色鮮稠，以新病居多。

長強，為督脈絡穴，針刺長強，療效可直達肛門，通便止血，是治療腸風下血、痔漏及一切肛門疾患的特效穴。承山，為足太陽膀胱經腧穴。膀胱經經別，起於承山穴附近，「別入於肛」故承山穴具有清熱涼血的功效，火清則血寧，風亦自息，為治療痔疾及肛門疾患的要穴，對於風客大腸、濕熱鬱結導致的腸風下血之症，配合局部長強穴，可發揮鎮靜與止血的功效。

〔72〕針三陰於氣海，專司白濁久遺精：白濁，多因腎虛陰衰，敗精瘀腐流注，或濕熱下注，脾虛下陷所致。三陰交具有補腎、健脾、清熱、導濕的作用，「土旺則能制濕，土氣堅凝，則水濕亦自澄清」。氣海為治療真氣不足及各種虛證的要穴。兩穴相配，宣通氣化，加強下焦機能，滲濕固精。

〔73〕且如肓俞、橫骨，瀉五淋之久積：肓俞、橫骨，均為腎經和衝脈的交會穴，肓俞位於臍旁，具有理氣通淋、化結鎮痛的作用。橫骨當臍中下 5 吋，恥骨聯合上緣，正中線旁開 0.5 吋處，具有鼓舞下焦，清熱養陰，疏通小便的功效。

《針灸甲乙經》載：「少腹痛，溺難，陰下縱，橫骨

主之。」橫骨與肓俞穴相配合，清熱開鬱、利水止痛，可治療邪熱鬱結不化引起的各種淋病。

〔74〕陰郄、後谿，治盜汗之多出：陰郄，是手少陰心經郄穴，「汗為心之液」，「汗血同源」，陰郄穴為治療汗證要穴。後谿，為手太陽小腸經輸穴，治療熱病的要穴。盜汗多因心氣虛弱，陰虛生內熱，迫液外洩所致。二穴表裡配合，可清利虛熱，補血養心而止汗。

〔75〕脾虛穀以不消，脾俞、膀胱俞覓：在脾俞穴施灸，可補中振脾陽，加強消化，增進食慾。灸膀胱俞可行濕化濁，扶補下元之氣，收斂腎氣而止瀉。

〔76〕胃冷食而難化，魂門、胃俞堪責：魂門，在背部與肝俞相平，《素問·五臟生成篇》載：「脾之合，肉也，其榮唇也，其主肝也。」即脾屬土，肝屬木，脾之主為肝，兩者相互制約，肝病影響脾胃，可見脘腹疼痛、嘔吐酸水或痛洩等症狀，即肝木侮土。

魂門穴和胃俞穴相配，可柔肝和胃、溫通氣血、寬胸膈、消痞脹、促進脾胃的運化功能。責，指索取、責求。這裡作為取用。

〔77〕鼻痔必取齦交：鼻痔，指鼻腔內生贅肉腫塊，又稱鼻息肉。齦交，在上唇內，是督脈、任脈和足陽明胃經三脈的交會穴。胃經的循行，起於鼻旁，入上齒齦內，環繞口唇。齦交穴有清熱瀉火的功效，可清除鼻內蘊熱，驅逐風濕之邪，消除鼻痔。

齦交穴治療鼻部疾患，歷代文獻中記載頗多，如《針灸甲乙經》載：「鼻中息肉不利，鼻頭額中痛，鼻中有蝕

瘡，齦交主之。」《千金方》曰：「齦交主鼻窒喘息不利，鼻歪僻多涕鼽衄有瘡。」針刺宜向鼻中隔進針1吋。

〔78〕瘰氣需求浮白：浮白穴為足少陽膽經與足太陽膀胱經的交會穴。針瀉浮白穴，具有清熱消炎、涼血鎮靜的功效，對於頸項腫大的瘰氣症，可調和氣血、消腫止痛。

〔79〕大敦、照海，患寒疝而善蠲：寒疝，指寒邪侵於厥陰經，見陰囊冷痛腫硬、痛引睪丸、陰莖不舉、喜暖畏寒、形寒肢冷等症。足厥陰肝經循行「環陰器，抵小腹」。大敦為肝經井穴，偏於治療疝氣，施用灸法，可溫經散寒，疏洩肝氣，緩解疼痛。

照海穴屬足少陰腎經，是陰蹻脈的脈氣所生之處。陰蹻脈循行經足內踝後方，向上循大腿的內側，經過陰部而上行。照海穴兼通腎經和陰脈，治療少腹疼痛為特徵的疝病，可疏通氣血，消滯止痛。

〔80〕五里、臂臑，生癧瘡而能治：癧瘡，指生於耳前後及頸項間，小則如豆，大如梅子狀的瘰癧，多因三焦氣機不宣，痰濕及肝膽火鬱，風熱之毒流竄經絡，氣液蘊結不化所致。

手陽明大腸經位於上臂外側前緣的手五里及臂臑二穴，可宣導陽明經的血氣，疏調三焦的氣機，散結開鬱，促使痰濕內化，治療癧瘡。五里穴宜灸不宜針。

〔81〕至陰、屋翳，療癢疾之疼多：癢和疼是一般瘡瘍和皮膚病常見症候。「熱盛則瘡疼，熱微則瘡癢」。至陰，為足太陽膀胱經井穴，太陽主一身之表，具有疏風止

癢的功效。

屋翳，為足陽明胃經腧穴，位於胸部，瘙癢患者多在此處有壓痛點。該穴具有清洩陽明之熱，祛風止癢的功效。陽明、太陽經均為多血之經，「治風先治血，血行風自滅」，兩穴同用，可發揮養血祛風止癢的功效。

〔82〕肩髃、陽谿，消癮風之熱極：癮風，俗稱風疹塊，是以奇癢為特徵的皮膚病，搔後隨手發生紅疹小點，或紅腫小塊，愈搔愈癢，可以逐漸延及全身，發無定處，來得急去得快，消退後不留任何痕跡，如風性速行善變，忽發忽止，隱現於皮膚表分，起伏無常，發作奇癢。本病主因為外感風邪，或熱極生風，血虛生風，血分之熱相搏於皮膚肌肉之間而成。

肺主一身之皮毛，大腸與肺經互為表裡，凡有關肌表皮膚熱病，多取大腸經穴，以解表瀉熱。肩髃為手陽明大腸經與手太陽小腸經和陽蹻脈的交會穴，陽谿為手陽明大腸經的經火穴，兩穴同時施針行瀉法，可使針感上下貫通，疏風散熱，消疹止癢。

【原文】

抑又論婦人經事改常，自有地機、血海[83]；女子少氣漏血，不無交信、合陽[84]。帶下產崩，衝門、氣衝宜審[85]；月潮違限，天樞、水泉細詳[86]。肩井乳癰而極效[87]，商丘痔瘤而最良[88]。脫肛趨百會、尾翳之所[89]，無子搜陰交、石關之鄉[90]。中脘主乎積痢[91]，外丘收乎大腸[92]。寒瘧兮，商陽、太谿驗[93]，痃癖兮，衝門、血海強[94]。夫醫乃人之司命[95]，非志士而莫為；針乃

理之淵微，須至人之指教[96]。先究其病源，後攻其穴道，隨手見功，應針取效。方知玄理之玄[97]，始達妙中之妙。此篇不盡，略舉其要。

【註釋發揮】

〔83〕婦人經事改常，自有地機、血海：經事改常，泛指婦女月經週期異常。地機為脾經郄穴，血海亦屬脾經，兩穴相配，增強活血化瘀、調經的作用。

〔84〕女子少氣漏血，不無交信、合陽：少氣漏血，指因氣虛所致的月經過多甚至崩漏。交信為足少陰腎經穴，陰蹻脈的郄穴，合陽為足太陽膀胱經在小腿部的腧穴，兩穴相配，一表一裡，益氣止血調經。臨床配伍氣海、關元以增強療效。

〔85〕帶下產崩，衝門、氣衝宜審：產崩，指婦女產後胞宮突然大量出血。多為衝任不固或脾虛不能攝血所致。衝門為脾經與肝經的交會穴，氣衝為胃經與衝脈的交會穴，衝為血海，肝藏血，脾統血。二穴相配補脾益胃疏肝，調和氣血，發揮固攝止帶，調衝止崩的作用。

〔86〕月潮違限，天樞、水泉細詳：月潮違限，指月經週期失常。天樞，為腑之會穴，居天地二氣之間，為天地之氣升降出入之樞紐，具有調和脾胃，養血通經之效。水泉，為足少陰腎經郄穴，具有補益肝腎，調理胞宮的作用。兩穴相配，一陰一陽，一調一補，對月經後期、閉經等病症有較好的療效。

〔87〕肩井乳癰而極效：肩井穴在肩部，前直乳中，是足少陽膽經、手少陽三焦經、足陽明胃經和陽維脈四脈

的交會穴。

膽與肝相為表裡，《針灸精粹》稱：「此穴有鎮肝氣、降逆氣之效。」對於由憤怒憂鬱，胃火上蒸，肝鬱氣滯等原因引起的乳房不適有效，肩井穴淺刺瀉法具有清熱散結、消腫止痛的功效，治療乳癰特效。

〔88〕商丘痔瘤而最良：痔瘤，指肛瘺而言，由於痔久不癒，肛門部形成瘺管，亦稱痔漏。本病多因濕熱及熱毒下注所致。取脾經經穴商丘，可清利濕熱，緩急止痛。

〔89〕脫肛趨百會、尾翳之所：尾翳為鳩尾穴的別名，與百會相配，可補中益氣，治療脫肛。

〔90〕無子搜陰交、石關之鄉：無子，即婦人不孕。多因子宮虛寒，衝任失調，腎氣虧虛或氣血兩虛所致。陰交為任脈與衝脈、腎經的交會穴。衝為血海，任主胞胎，腎為先天之本，主繫胞胎，取陰交可通調任脈、腎經及衝脈之經氣。石關為腎經腧穴，位於腹部，與陰交相配，可溫補下焦，培元調氣，補腎種子。

〔91〕中脘主乎積痢：積痢，是積久未癒，反覆發作的慢性痢疾。中脘具有和中調氣、消脹攻積、補虛鎮痛、逐腸胃寒濕等功效，主治一切脾胃方面的疾患。積痢屬虛證，取用中脘穴當以灸治為主，溫中暖腑，益火生土，以止瀉。

〔92〕外丘收乎大腸：收乎大腸，即收澀大腸，指治療脫肛。外丘是足少陽膽經的郄穴，膽經的經筋結於尻部，鄰近肛門。在該穴施行針灸，可使針感上達肛周局部，治療脫肛。

〔93〕寒瘧兮，商陽、太谿驗：寒瘧，是寒氣內伏，再感風邪而誘發的一種瘧疾。臨床表現多見寒多熱少，日發一次，或間日發作，發時頭痛，無汗或微汗等。商陽，是手陽明大腸經的井穴，針瀉商陽穴，或點刺放血，具有解表發汗退熱的功效。太谿，是足少陰腎經的原穴，主治本經的各種疾患。腎性屬寒，肌表皮膚是人體外衛陽氣所敷布之處，當寒邪侵襲，氣血不能暢流，衛陽被束，出現惡寒無汗的症候時，可取腎經太谿，瀉其陰邪，以振奮腎陽的溫煦作用。商陽、太谿上下配穴，調和陰陽，助正祛邪，治療寒瘧。

〔94〕痃癖兮，衝門、血海強：痃和癖是兩種症候，「痃」是形容臍兩旁有條狀筋塊拱起，狀如弓弦，大小不一，或痛或不痛；「癖」是指潛匿於兩脅之間的積塊，平時觸摸不見，痛時摸之有物。其原因多因飲食失節、脾胃受傷、寒痰結聚、氣血搏結而成。

衝門，是足太陰脾經與足厥陰肝經的交會穴。血海，為足太陰脾經穴，統治一切血證，與衝門穴相配，可健脾養血，條達經脈，使營衛流通，逐漸消除積聚，對於體質虛弱的患者，最為適宜。

〔95〕司命：古代神話傳說中掌管人生死的神。指針灸能起死回生，具有神奇療效。

〔96〕至人：很有學問的人。

〔97〕玄理之玄：深奧中的深奧。

16. 玉龍賦

【題解】

玉龍賦擷取玉龍歌中精華部分，以賦的體例編寫而成，首見於高武的《針灸聚英》。本賦幾乎囊括了內、外、婦、兒、五官各科疾病及辨證取穴規律，用詞簡練，便於誦讀、記憶和傳授。

以「玉龍」為名，在於強調所述內容如玉龍一樣珍貴，不易多得。本賦內容切合臨床實際，實用性強，歷來被推崇為指導針灸治療取穴的準繩。

【原文】

夫參博以為要[1]，輯簡而舍煩[2]，總玉龍以成賦[3]，信金針以獲安。原夫卒暴中風，頂門[4]、百會；腳氣連延[5]，里、絕、三交[6]。頭風鼻淵，上星可用；耳聾[7]腫，聽會偏高[8]。攢竹、頭維，治目疼頭痛；乳根、俞府，療氣嗽痰哮。風市、陰市，驅腿腳之乏力；陰陵、陽陵，除膝腫之難熬。二白醫痔漏[9]，間使剿瘧疾[10]。大敦去疝氣，膏肓補虛勞。天井治瘰癧癮疹，神門治呆痴笑咷[11]。

咳嗽風痰，太淵、列缺宜刺[12]；尪羸喘促[13]，璇璣、氣海當知[14]。期門、大敦，能治堅痃疝氣[15]；勞宮、大陵，可療心悶瘡痍[16]。心悸虛煩刺三里[17]，時疫痎瘧尋後谿[18]。絕骨、三里、陰交，腳氣宜此[19]；睛明、太陽、魚尾，目症憑茲[20]。

【註釋發揮】

〔1〕參博以為要：意為博覽古今醫籍，摘取其中精華部分。參，參考。博，廣博。要，精要。

〔2〕輯簡而舍煩：即刪繁就簡。煩，繁多。

〔3〕總玉龍以成賦：本賦根據宋代楊氏玉龍歌編撰而成。

〔4〕頂門：囟會。

〔5〕腳氣連延：腳氣泛指下肢痿痹癱症。連延，指日久不癒。

〔6〕里、絕、三交：即足三里、絕骨、三陰交3個穴位。三穴相配具有健脾益氣，強壯筋骨的作用，可治療下肢痿痹癱症。

〔7〕顑：通「顎」。臉的兩旁。《醫宗金鑑・刺灸心法要訣》曰：「顑，口旁頰前肉之空軟處也。」

〔8〕聽會偏高：意為取耳前的聽會穴療效高。

〔9〕二白醫痔漏：二白，經外奇穴，位於前臂掌側，腕橫紋上4吋，橈側腕屈肌腱的兩側，兩手共4個穴。為治療痔漏的特效穴。

〔10〕間使剿瘧疾：手厥陰心包經的經穴間使是治療瘧疾的特效穴。剿，消滅。這裡是治療的意思。

〔11〕神門治呆痴笑咷：神門，為心經原穴，具有養心寧神的作用，為治療神志病症首選穴。咷，號哭，大哭。

〔12〕咳嗽風痰，太淵、列缺宜刺：太淵、列缺分別為肺經的原穴與絡穴，兩穴相配，具有疏風解表，止咳平

喘的功效。

〔13〕尪羸喘促：尪羸，瘦弱。指病程日久，體質瘦弱，短氣喘促。

〔14〕璇璣、氣海當知：璇璣為任脈穴，位於胸部，刺之可寬胸理氣，緩解胸痛、咳喘等症狀。氣海具有補益元氣，固本培元的功效。二穴上下相配，有標本同治之妙。對於虛喘之證，當用灸法為宜。

〔15〕期門、大敦，能治堅痃疝氣：大敦、期門為肝經的首尾穴，分別為肝經井穴和肝的募穴。肝經循行過陰器，抵小腹。肝主疏洩，兩穴首尾相配，可疏通肝經之氣，祛瘀散結，祛寒止痛，消散堅痃疝氣。

〔16〕勞宮、大陵，可療心悶瘡痍：《素問·至真要大論》：「諸痛癢瘡，皆屬於心。」勞宮、大陵分別為手厥陰心包經的滎穴、原穴，兩穴相配，具有清心瀉火，涼血解毒的功效，可治療瘡痍（瘡瘍）類疾患。

〔17〕心悸虛煩刺三里：心悸虛煩為虛勞病常見的症狀。足陽明經別上通於心，足三里具有健脾益氣，調養心神，降氣除煩的功效。

〔18〕時疫痎瘧尋後谿：時疫，即季節性傳染病。痎瘧，為瘧疾的統稱。後谿，為手太陽小腸經輸穴，通於督脈，太陽主表，督脈總督一身之陽氣，故後谿具有較好的清熱解表的功效。

〔19〕絕骨、三里、陰交，腳氣宜此：應前句「腳氣連延，里、絕、三交」。

〔20〕睛明、太陽、魚尾，目症憑茲：魚尾，為經外

奇穴，位於外眼角外側。三穴均位於眼周圍，是治療眼病
的要穴。茲，這裡作指示代詞，此，這。

【原文】

老者便多，命門兼腎俞而著艾〔21〕；婦人乳腫，少澤
與太陽之可推〔22〕。身柱蠲嗽，能除脊痛〔23〕；至陽卻疸
〔24〕，善治神疲。長強、承山，灸痔最妙〔25〕；豐隆、肺
俞，痰嗽稱奇〔26〕。風門主傷冒寒邪之嗽〔27〕，天樞理感
患脾洩之危〔28〕。風池、絕骨，而療乎偏傴〔29〕；人中、曲
池，可治其痿傴〔30〕。期門刺傷寒未解，經不再傳〔31〕；鳩
尾針癲癇已發，慎其妄施〔32〕。陰交、水分、三里，蠱脹
宜刺〔33〕；商丘、解谿、丘墟，腳痛堪追。尺澤理筋急之
不用，腕骨療手腕之難移。肩脊痛兮，五樞兼於背縫〔34〕；
肘攣痛兮，尺澤合於曲池。風濕傳於兩肩，肩髃可療；壅
熱盛乎三焦，關衝最宜〔35〕。手臂紅腫，中渚、液門要
辨；脾虛黃疸，腕骨、中脘何疑〔36〕。傷寒無汗，攻復溜
宜瀉〔37〕；傷寒有汗，取合谷當隨〔38〕。

【註釋發揮】

〔21〕老者便多，命門兼腎俞而著艾：老者便多指老
年人小便頻數，多由腎氣不足，命門火衰，氣虛不攝而
致。灸命門、腎俞兩穴，可溫腎壯陽，固本培元，固精縮
尿。

〔22〕婦人乳腫，少澤與太陽之可推：乳腫為乳癰，
少澤為手太陽小腸經的井穴，心與小腸相表裡，手少陰之
經筋，上入腋，交太陽挾乳裡結胸中。太陽位於外眼角
處，為足少陽膽經循行部位，足少陽經筋「係於膺乳……

支者結於目眥為外維」，因此兩穴上下相配，具有清熱散結、消腫止痛的功效。

〔23〕身柱蠲嗽，能除膂痛：膂，為挾脊柱兩旁的肌肉。身柱位於兩肺俞之間，具有宣肺止咳的功效，亦可治療腰背部疼痛。

〔24〕至陽卻疸：卻疸，為祛除黃疸之意。至陽，位於第7胸椎棘突下，具有清肝利膽退黃的功效。

〔25〕長強、承山，灸痔最妙：承山穴為足太陽膀胱經腧穴，足太陽經別起於承山附近，「別入於肛」。承山穴是治療痔瘡的要穴，與局部腧穴長強相配，具有通經活絡、止痛的作用。

〔26〕豐隆、肺俞，痰嗽稱奇：痰嗽，是指以痰多為特徵的咳嗽。痰多與脾虛濕盛有關。豐隆為胃經的絡穴，溝通胃脾兩經，為治痰要穴。與肺俞上下相配，具有化痰止咳的奇效。

〔27〕風門主傷冒寒邪之嗽：風門，為足太陽膀胱經在背部的腧穴，是風邪出入的門戶，具有疏風散寒、發汗解表的功效。為治療外感風寒咳嗽的常用穴。冒，指感受。

〔28〕天樞理感患脾洩之危：天樞是大腸的募穴，為調理胃腸疾患的要穴。針或灸天樞穴具有健脾化濕、調中止瀉的功效，對於病程較長的脾虛洩瀉有較好的療效。

〔29〕風池、絕骨，而療乎傴僂：傴僂，音雨、呂。彎腰駝背的意思。風池、絕骨均為足少陽膽經腧穴，膽主骨所生病，與肝相表裡，肝主筋。絕骨為髓之會穴，髓藏

於骨而養骨，與風池穴上下相配，可治療筋脈拘急，腰背屈曲之症。二穴配伍善治項背之痹證。

〔30〕人中、曲池，可治其痿傴：痿傴，指肌肉痿弱無力，背脊彎曲。人中為督脈腧穴，具有升陽通氣、舒筋利脊的功效，是治療腰脊強痛的特效穴，配合陽明經曲池穴，可發揮統調氣血、強壯筋骨的作用。二穴配伍能治腰胯之疾。

〔31〕期門刺傷寒未解，經不再傳：意為針刺期門穴治療傷寒病，可防止疾病傳變。期門為肝的募穴，是十二經中最後一個腧穴，刺期門，以瀉外感病邪，使不再傳經。

〔32〕鳩尾針癲癇已發，慎其妄施：鳩尾，為任脈的絡穴，具有調理陰陽、寧神定志的功效。本穴位於胸劍結合部的下方，穴下有心臟等重要臟器，故《針灸甲乙經》中載此穴「不可灸刺」。此亦是強調針刺鳩尾應小心謹慎，不可妄施，深刺恐生意外。

〔33〕陰交、水分、三里，蠱脹宜刺：陰交指三陰交。與位於臍上的水分及足三里穴相配，具有健脾化濕，利水消腫的功效，治療因水毒結聚所導致的蠱脹。

〔34〕背縫：為經外奇穴。《針灸集成》中稱胛縫，位於肩胛骨內側緣處。

〔35〕壅熱盛乎三焦，關衝最宜：關衝為手少陽三焦經井穴，針刺關衝穴，可清瀉三焦之熱。

〔36〕脾虛黃疸，腕骨、中脘何疑：脾虛黃疸，指因脾胃虛寒或寒濕導致的皮膚發黃。腕骨為手太陽小腸經的

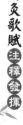

原穴，具有祛寒化濕退黃的功效。中脘為腑之會穴，胃的募穴，具有溫養脾胃之效。兩穴相配，可發揮健脾和胃、化濕退黃的作用。

〔37〕傷寒無汗，攻復溜宜瀉：外感風寒無汗，乃腠理閉塞所致。復溜為足少陰腎經的經穴，五行屬金，與肺相應。肺主皮毛，經主喘咳寒熱，故用於治療外感風寒之無汗，以發汗解表。

〔38〕傷寒有汗，取合谷當隨：傷寒有汗，是腠理不固的表虛證。隨，是迎隨之意，即補法。補合谷可固表止汗。

【原文】

欲調飽滿之氣逆，三里可勝〔39〕；要起六脈之沉匿，復溜稱神〔40〕。照海、支溝，通大便之秘〔41〕；內庭、臨泣，理小腹之〔42〕。天突、膻中醫喘嗽〔43〕，地倉、頰車療口。迎香攻鼻窒為最，肩井除臂痛如拿。二間治牙疼〔44〕，中魁理翻胃而即癒〔45〕；百勞止虛汗〔46〕，通里療心驚而即差〔47〕。大小骨空，治眼爛能止冷淚〔48〕；左右太陽，醫目疼善除血翳〔49〕。心俞、腎俞，治腰虛乏之夢遺；人中、委中，除腰脊痛閃之難制〔50〕。太谿、崑崙、申脈，最療足腫之迍〔51〕；湧泉、關元、豐隆為治屍勞之列〔52〕。

【註釋發揮】

〔39〕欲調飽滿之氣逆，三里可勝：指取足三里穴以治療食積腹脹、噯氣等病症。

〔40〕要起六脈之沉匿，復溜稱神：六脈，指左右手

的寸關尺三部脈。沉匿，指脈沉伏不見，是陽氣不舒，氣血困滯所致。復溜為足少陰腎經的經金穴，為本經的母穴，補之可振奮腎陽，使氣血通暢。

〔41〕照海、支溝，通大便之秘：腎主前後二陰，照海為腎經腧穴，具有滋陰增液的功效。支溝為三焦經的經穴，五行屬火，瀉支溝可清熱瀉火，疏通三焦之氣。兩穴上下相配，具有調暢氣機、滋陰潤燥通便的功效。

〔42〕內庭、臨泣，理小腹之䐜：䐜，為腫脹。《素問·陰陽應象大論》載：「濁氣在上，則生䐜脹。」內庭為足陽明胃經的滎穴，足臨泣為足少陽膽經的輸穴，兩穴相配，可調暢腹部氣機，降逆止痛。

〔43〕天突、膻中醫喘嗽：天突、膻中兩穴均為任脈腧穴，上下配合具有寬胸理氣、止咳平喘的功效。

〔44〕二間治牙疼：手陽明大腸經循行「入下齒中」。二間為手陽明大腸經的滎穴，主要治療風火牙疼。

〔45〕中魁理翻胃而即癒：中魁為經外奇穴，是治療反胃嘔吐等疾患的特效穴。

〔46〕百勞止虛汗：百勞為大椎穴的別名，具有止汗的功效。

〔47〕通里療心驚而即差：差，古通「瘥」，病癒。通里為手少陰心經的絡穴，具有寧心安神的功效。

〔48〕大小骨空，治眼爛能止冷淚：大小骨空，為經外奇穴，位於手部，是治療目赤腫痛、迎風流淚等疾患的特效穴。

〔49〕左右太陽，醫目疼善除血翳：血翳，即赤脈貫

睛。症見血脈貫布，遮滿黑睛（角膜和虹膜部分），不能視物。在左右太陽穴點刺出血具有較好的療效。

〔50〕人中、委中，除腰脊痛閃之難制：人中穴具有昇陽通氣、疏筋利脊的功效，與膀胱經合穴委中配合，可上下貫通，治療急性的腰脊閃挫引發的腰背痛。

〔51〕太谿、崑崙、申脈，最療足腫之迆：迆，指行動遲緩。太谿、崑崙、申脈三穴均位於踝關節附近，配合使用，有舒筋活絡、消腫止痛的功效。

〔52〕湧泉、關元、豐隆為治屍勞之列：屍勞為傳染性的癆病。「病在藏，取之井」。湧泉為少陰腎經的井穴，具有補腎養陰的功效。關元為元陰元陽彙聚之處，具有補益腎精、溫養下元的功效，是治療虛損性疾患的常用穴。豐隆健脾化濕，除痰濁。三穴相配，具有益氣補虛，趨化痰濁的功效。

【原文】

印堂治其驚搐[53]，神庭理乎頭風。大陵、人中頻瀉，口氣全除[54]；帶脈、關元多灸，腎敗堪攻[55]。腿腳重疼，針髖骨、膝關、膝眼[56]；行步艱楚[57]，刺三里、中封、太衝。取內關於照海，醫腹疾之塊[58]，搐迎香於鼻內，消眼熱之紅[59]。肚痛秘結，大陵合外關於支溝；腿風濕痛，居髎兼環跳於委中。上脘、中脘，治九種之心痛[60]，赤帶、白帶，求中極之異同[61]。

又若心虛熱壅，少衝明於濟奪[62]；目昏血溢，肝俞辨其實虛[63]。當心傳之玄要[64]，究手法之疾徐[65]。或值挫閃疼痛之不定，此為難擬定之可祛。輯管見以便誦

讀，幸高明而無哂諸[66]。

【註釋發揮】

〔53〕印堂治其驚搐：印堂具有開竅醒神的功效，可治療小兒的急慢驚風。

〔54〕大陵、人中頻瀉，口氣全除：口氣，即口臭，多為心脾火熱上熏於口所致。大陵為心包經原穴，可清瀉心包經之熱。人中為手足陽明經與督脈的交會穴，三脈皆入口齒之中。兩穴相配，清熱瀉火，消除口氣。

〔55〕帶脈、關元多灸，腎敗堪攻：腎敗，指腎氣虧損。帶脈為足少陽膽經腧穴，與足少陰經別相通。關元為人體元陰元陽彙聚之所。兩穴共用灸法，可溫腎壯陽，固本培元。

〔56〕腿腳重疼，針髖骨、膝關、膝眼：髖骨為經外奇穴，位於梁丘穴外側 1.5 吋。膝關、膝眼均位於膝關節的周圍，主治腿膝痺痛。

〔57〕行步艱楚：楚，疼痛，指行走不便。

〔58〕取內關於照海，醫腹疾之塊：內關為心包經的絡穴，通於陰維脈，具有寧心通脈、寬胸理氣的功效。照海為腎經腧穴，通於陰蹻脈，具有補腎調和陰陽的功效。兩穴相配，可疏通氣血，化瘀消積，消除腹部積塊。

〔59〕搐迎香於鼻內，消眼熱之紅：搐是牽動，此為針刺之意。指針刺內迎香穴，可清熱瀉火，治療目赤腫痛。

〔60〕上脘、中脘，治九種心痛：九種心痛泛指上腹及前胸部疼痛。上脘、中脘位置接近，均為任脈腧穴，兩

穴相配具有消食導滯、溫中散寒、寬胸利膈、調氣止痛的
功效。

〔61〕赤帶、白帶，求中極之異同：赤帶、白帶的症
狀、病因雖然不同，但都可取腹部的中極穴治療，所謂異
同，是指同一穴位根據帶之赤白而有灸刺不同。

〔62〕又若心虛熱壅，少衝明於濟奪：濟奪，即補
瀉。本句意為治療心氣虛所致熱壅病症，取手少陰心經的
井穴少衝當分清補瀉。

〔63〕目昏血溢，肝俞辨其實虛：目昏，又名「目
眛」，症見視物模糊不清，因肝腎不足、血虛氣衰所致。
血溢，即眼目充血，多因肝膽實火上衝所致。取肝俞穴治
療這兩種眼病，應辨明虛實。

〔64〕當心傳之玄要：玄要，指奧妙，微妙。指要用
心理解針刺的奧妙。

〔65〕究手法之疾徐：疾徐，即「徐疾」，「徐疾補瀉
法」，是以進出針的快慢區別補瀉的一種方法。《靈樞‧
小針解》載：「徐而疾則實者，言徐內而疾出也；疾而徐
則虛者，言疾內而徐出也。」即慢進針快出針者為補，快
進針慢出針者為瀉。

〔66〕輯管見以便誦讀，幸高明而無哂諸：意為本賦
乃摘錄玉龍歌當中的內容，以賦的形式以便於學習、研讀
記憶，希望高明者不要見笑。哂指微笑，引申為譏笑。

17. 通玄指要賦

【題解】

通玄指要賦又名流注指要賦，為金元時代針灸學家竇漢卿所著，首刊於《針經指南》。明代高武的《針灸聚英》及楊繼洲的《針灸大成》中均收錄了此賦。

針灸內容博大精深，文字深奧，難於理解記憶，本文用賦的體例將針灸的理論及臨床應用加以闡述，易於理解，方便記憶，指導臨床應用，可舉一反三，言簡而意賅，故命名為「通玄指要」。

竇漢卿的另一篇名著《標幽賦》偏重於針灸理論的闡明，本賦偏重於臨床治療取穴的論述，包括 50 餘種疾病的取穴處方，確有「除疼痛於目前，愈療疾於指下」的功效，對針灸臨床具有重要的參考價值。

【原文】

必欲治病，莫如用針。巧運神機[1]之妙，工開聖理之深[2]。外取砭針[3]，能蠲邪而扶正；中含水火[4]，善回陽而倒陰[5]。原夫絡別支殊，經交錯綜[6]，或溝池谿谷以歧異[7]，或山海丘陵而隙共[8]。斯流派以難揆[9]，在條綱而有統[10]。理繁而昧[11]，縱補瀉以何功[12]，法捷而明[13]，曰迎隨而得用[14]。

【註釋發揮】

〔1〕巧用神機：神機，指患者的體質、氣血盛衰及精神狀態等。指應善於觀察患者的身體狀態。

〔2〕工開聖理之深：工，指醫生。開，指開展，發

揚。聖理，指古代高明的針灸醫學理論。即優秀的醫生能發揚博大精深的針灸理論。

〔3〕砭針：意為針刺治病。砭即砭石，為古代針具的雛形。

〔4〕中含水火：水火，指寒熱。在此指補熱瀉涼的針刺手法。

〔5〕善回陽而倒陰：回陽，指用退熱的針術，瀉除亢進的陽邪。倒陰，指用溫補的針術，使陰邪過盛導致的陰寒恢復溫暖。

〔6〕經交錯綜：十二經脈陰經交於陽經，陽經交於陰經，或數經相交，通達全身的上下表裡，構成錯綜的循行通路。

〔7〕或溝池谿谷以歧異：或，有的。歧，為路，岔路，指經穴的位置大小深淺不同，以溝、池、谿、谷命名加以區別。狹窄的稱溝，如水溝、蠡溝、支溝等；較深的稱池，如曲池、陽池；肉之小會稱谿，如解谿、陽谿；肉之大會稱谷，如合谷、前谷。

〔8〕或山海丘陵而隙共：隙，指縫，隙、孔隙或凹陷。共，相同。指根據經穴所在的部位形狀不同，以山、海、丘、陵命名加以區別，而穴位都在孔隙或凹陷中，是共同一致的。肌肉豐隆處稱山，如承山；海是眾流所歸，如氣海、血海、照海等；丘、陵是指骨肉的高起處，如商丘、丘墟、陰陵、陽陵等。

〔9〕斯流派以難揆：斯，指示代詞，那、那些。流，指經脈。派，支系，這裡指支絡、絡脈。揆，揣測，

引申為掌握。意為眾多的經脈和絡脈難以掌握。

〔10〕在條綱而有統：條，條理。綱，綱領。統，統攝。意為經絡雖然眾多如網，但是條理分明，有規律可循。

〔11〕理繁而昧：醫理繁雜，未能理解。昧，不明白。

〔12〕縱補瀉以何功：意為縱然施用補瀉手法，亦難以奏效。

〔13〕法捷而明：手法嫻熟，心裡有數，效果顯著。法捷，指手法嫻熟。明，明確症狀虛實。

〔14〕曰迎隨而得用：迎隨，意為補瀉之意。本句是說明只有掌握了醫理，補瀉手法才能得心應手。得用，指得心應手。

【原文】

且如行步難移，太衝最奇〔15〕。人中除脊膂之強痛〔16〕，神門去心性之呆痴〔17〕。風傷項急，始求於風府〔18〕；頭暈目眩，要覓於風池〔19〕。耳閉須聽會而治也，眼痛則合谷以推之。胸結身黃，取湧泉而即可〔20〕；腦昏目赤，瀉攢竹以偏宜〔21〕。但見兩肘之拘攣，仗曲池而平掃；四肢之懶惰，憑照海以消除。牙齒痛，呂細堪治〔22〕；頭項強，承漿可保。太白宣通於氣衝〔23〕，陰陵開通於水道〔24〕。腹膨而脹，奪內庭兮休遲〔25〕；筋轉而疼，瀉承山而在早〔26〕。大抵腳腕痛〔27〕，崑崙解愈；股膝疼，陰市能醫。癇發癲狂兮，憑後谿而療理〔28〕；瘧生寒熱兮，仗間使以扶持〔29〕；期門罷胸滿血膨而可已〔30〕，勞宮退胃翻心

痛[31]亦何疑！

【註釋發揮】

〔15〕且如行步難移，太衝最奇：太衝是足厥陰肝經的輸穴，原穴，主治與肝經有關的一切疾患。筋為肝所主，輸主體重節痛，因此針刺太衝可舒筋活絡，恢復步行。《神農經》載：「太衝治寒濕腳氣痛、行步難；可灸三壯。」

〔16〕人中除脊膂之強痛：脊膂之強痛，是指督脈經氣異常所呈現的多種病症，包括角弓反張及因閃挫、跌仆引起的外傷性腰背疼痛。《素問・骨空論》載：「督脈為病，脊強反折。」人中具有舒筋利脊的作用，《玉龍賦》中「人中、委中，除腰脊痛閃之難治」，均同此意。

〔17〕神門去心性之呆痴：呆痴，為精神性疾患，患者言語顛倒，情志失常，穢潔不知，或歌或笑，或悲或泣，不一而足。本病與心神失養密切相關。神門為手少陰心經原穴，具有養心安神的作用，治療心性呆痴，療效較好。

〔18〕風傷項急，始求於風府：風傷項急，主要表現為頭項強直、卒口噤、背反張等筋肉拘急病症。風府乃易受風邪侵襲之處，也是逐風外出的部位，為祛風和急救要穴，主治頭痛、眩暈、項強等頭項病症。

〔19〕頭暈目眩，要覓於風池：風池為手足少陽經、陽維、陽蹻脈的交會穴，乃風邪蓄積之所，針刺風池，可瀉除頭部風邪，平復一切肝風內動之風陽上擾之證，治療頭暈目眩。

〔20〕胸結身黃，取湧泉而即可：胸結，是胸脅脹滿急結，痛不可按，為肝膽熱邪鬱結的現象。身黃，即膽熱夾濕所致的黃疸。取湧泉可導熱下行、開鬱消黃。

〔21〕腦昏目赤，瀉攢竹以偏宜：針刺攢竹用瀉法，可治療一切目疾及風熱痰濕所引起的腦昏頭痛、目赤腫痛等症。偏宜，是指攢竹穴在眉端，適宜治療本病症。

〔22〕牙齒痛，呂細堪治：牙齒與腎密切相關。《素問·五運行大論》載：「腎生骨髓，在體為骨，在氣為堅。」《景岳全書》說：「腎衰則齒豁，精固則齒堅……凡不由齒不由火而齒痛者，必腎氣不足……是當以專補腎為主。」呂細，即腎經原穴太谿，主治一切與腎經有關的病症。取太谿穴治療牙痛，當屬腎虛牙痛。

〔23〕太白宣導於氣衝：氣衝，是指足陽明胃經的氣衝穴，因主治腹部脹滿、疼痛及腹有逆氣上攻等症而得名。本句意為凡是氣上衝胸以及氣衝穴的各種主證，選用太白穴也可獲得較好的療效。

〔24〕陰陵開通於水道：水道是足陽明胃經的水道穴，因具有通利水道的功能而得名。本句意為陰陵泉穴亦具有宣洩水液、通利小便的功效。

〔25〕腹膨而脹，奪內庭兮休遲：腹膨而脹，即腹部膨大如鼓，脹滿，本病屬陽屬熱為實證，發病較急，當立瀉足陽明胃經滎水穴內庭，以水剋火，瀉熱利濕。

〔26〕筋轉而疼，瀉承山而在早：筋轉而疼，是指腓腸肌強直性痙攣，其硬如板，疼痛劇烈。儘早針刺承山穴，以舒筋祛寒，緩解痙攣。早，及時、儘早。

針灸歌賦注釋發揮

〔27〕腳腕痛：是指足外踝後部所發生的疼痛類病症。

〔28〕癇發癲狂兮，憑後谿而療理：後谿為手太陽小腸經的輸穴，通於督脈。具有清熱袪風、醒腦開鬱、鎮痛等功效，是治療癲癇病的要穴。

〔29〕瘧生寒熱兮，仗間使以扶持：瘧疾病程的久暫與性質雖有不同，而寒熱交作，必有發熱的現象是一致的。間使屬手厥陰心包經，具有清熱除煩、解表的功效，為治療瘧疾的常用穴。

〔30〕期門罷胸滿血膨而可已：胸滿血膨，主要是指肝鬱氣逆、瘀血凝結所致的胸脅支滿、膨脹的現象。罷，完畢、結束。已，停止。意為針刺期門穴，可以消除胸滿血膨的症狀。

〔31〕勞宮退胃翻心痛：胃翻心痛，證名。指胃中煩熱，嘈雜作痛。勞宮穴是心包經滎火穴，具有清心熱、瀉肝火的功效。

【原文】

稽夫大敦去七疝之偏墜〔32〕，王公謂此〔33〕；三里卻五勞之羸瘦〔34〕，華佗言斯〔35〕。固知腕骨袪黃〔36〕，然骨瀉腎〔37〕，行間治膝腫目疾〔38〕，尺澤去肘疼筋緊〔39〕。目昏不見，二間宜取〔40〕；鼻窒無聞，迎香可引〔41〕。肩井除兩臂難任，絲竹療頭疼不忍。咳嗽寒痰，列缺堪治；眵䁾冷淚，臨泣尤準〔42〕。髖骨將腿痛以袪殘〔43〕，腎俞把腰疼而瀉盡。以見越人治屍厥於維會〔44〕，隨手而蘇；文伯瀉死胎於陰交，應針而隕〔45〕。

【註釋發揮】

〔32〕稽夫大敦去七疝之偏墜：稽夫，指考察了古代醫籍的記載。稽，考查、考核、核實。夫，指古代醫籍。偏墜，指疝病中偏於一側睪丸腫大的現象。七疝，即衝疝、癲疝、厥疝、狐疝、㿗疝、癃疝、癃疝等7種疝病。

〔33〕王公謂此：王公即唐代醫家王燾。其在《外台秘要》中有這樣（大敦去七疝之偏墜）的驗案記載。

〔34〕五勞之羸瘦：指因中氣不足引起的虛勞之證。五勞，即肺勞、心勞、脾勞、肝勞、腎勞（此據《醫學入門》，與他書略有不同）。羸，瘦弱，因運化功能減退，導致食慾不振，形體瘦弱。

〔35〕斯：此。

〔36〕固知腕骨祛黃：腕骨是手太陽小腸經的原穴。小腸與心相表裡，小腸經腧穴以治療陽性、熱性疾患為主，清除內熱，發汗散瘀。黃疸多因濕熱內蘊，治療以活血化瘀、清熱祛濕為主。取用腕骨以行血清熱祛黃，最適宜黃色鮮明之陽黃。

〔37〕然骨瀉腎：然骨，即足少陰腎經然谷穴，為腎經滎穴，屬火。《類經圖翼》載：「此穴主瀉腎臟之熱。」關於腎熱病的症候，《素問‧刺熱論》指出：「腎熱病者，先腰痛、髓酸、苦渴數飲、身熱……」又：「腎熱病者頤先赤。」「熱病先身重骨痛，耳聾好瞑，刺足少陰。」凡屬於上述腎熱病之類，均可針瀉滎穴然谷，以清腎臟之熱。

〔38〕行間治膝腫目疾：行間穴為肝經的子穴。肝經

針灸歌賦注釋發揮

循行自足至頭，經過膝彎內緣，上連目系。濕熱火鬱，氣血壅滯，可導致膝部紅腫疼痛，如肝陽上亢則會導致目赤腫痛，針瀉行間可平肝清熱，止痛消腫。

〔39〕尺澤去肘疼筋緊：肘疼筋緊，為常見的上肢部疾患，表現為肘關節疼痛，伸屈不利。尺澤穴位於肘橫紋中，具有舒筋活絡的功效，可消除肘疼筋緊的症狀。

〔40〕目昏不見，二間宜取：目昏，為視物不明。二間是手陽明大腸經滎水穴，子穴，具有清熱作用，對風熱上攻所引起的眼目昏花，不能視物的目疾，有較好的療效。

〔41〕鼻窒無聞，迎香可引：鼻窒，是指以長期鼻塞、流涕為特徵的慢性鼻病。迎香在鼻翼外端，是治鼻病的要穴。可宣引肺氣，治療鼻塞不通、不聞香臭、呼吸不利等症狀。

〔42〕眵䁾冷淚，臨泣尤準：眵䁾，即目中分泌物，俗稱眼糞。多眵屬熱症，多由風熱及肝膽實火上越所致。冷淚，即經常流出淚液，冷而不粘手，主要為臟氣不足，不能控制淚液，屬於寒證虛證。臨泣即頭臨泣，為足少陽膽經、足太陽膀胱經、陽維脈三脈的交會穴。膽經起於外眼角，膀胱經起於內眼角。肝開竅於目，膽與肝互為表裡。因此，頭臨泣為主治目疾的要穴。針瀉臨泣穴，可清熱；採用灸法，可袪寒止淚。

〔43〕髖骨將腿痛以袪殘：髖骨為環跳穴的別名，為治療腰腿疼痛、半身不遂等腰股膝腿等部位疾患的要穴。袪殘，意為症狀完全消失，沒有痛苦殘留。

〔44〕以見越人治屍厥於維會：本句是指《史記·扁鵲倉公列傳》所載：「扁鵲治虢太子屍厥病……以取外三陽五會。」三陽五會即百會穴，治卒中屍厥。維會乃百會穴之別名。越人即扁鵲。

〔45〕文伯瀉死胎於陰交，應針而隕：徐文伯，南北朝時期南齊名醫，出身世醫。陰交，為三陰交穴。《宋史》記載：「昔宋太子善醫術，出苑遊，逢一懷娠女人。太子診之曰：是一女子。令徐文伯診之，文伯曰：一男一女。太子性暴，欲剖腹視之。文伯止曰：臣請針之，於是瀉足三陰交，補手陽明合谷，果如文伯之言。」

故歷代醫生提出妊娠不可刺三陰交穴。女子妊娠，陰血聚下以養胎元，機體處於陰血偏虛，陽氣偏亢的狀態，此時如瀉三陰交穴，乃瀉不足之陰血，會使陰陽離決，導致下胎。

【原文】

聖人於是察麻與痛，分實與虛〔46〕。實則自外而入也，虛則自內而出歟〔47〕！故濟母而裨其不足〔48〕，奪子而平其有餘〔49〕。觀二十七之經絡〔50〕，一一明辨；據四百四之疾症〔51〕，件件皆除。故得夭枉都無〔52〕，躋斯民於壽域〔53〕；幾微已判〔54〕，彰往古之玄書〔55〕。

抑又聞心胸病，求掌後之大陵；肩背患，責肘前之三里。冷痺腎敗，取足陽明之土〔56〕；連臍腹痛，瀉足少陰之水〔57〕。脊間心後者，針中渚而立瘥〔58〕；脅下肋邊者，刺陽陵而即止〔59〕。頭項痛，擬後谿以安然；腰背疼，在委中而已矣。夫用針之士，於此理苟能明焉，收祛邪之

功，而在乎捻指〔60〕。

【註釋發揮】

〔46〕聖人於是察麻與痛，分實與虛：聖人，指具有高尚的道德品質、學識經驗的古代醫家。麻，指皮膚肢體麻木，感覺不靈，是氣血運行受阻之證，為虛。痛，是因風寒之邪客於經脈致使經絡閉阻滯塞而作痛，多屬實證。

〔47〕實則自外而入也，虛則自內而出歟：實是指外感六淫之邪中人，故言自外而入；虛是指內傷虛損，氣血不足，多表現為形弱氣怯之症，故曰自內而出。歟，語氣詞，用在句末，表示感嘆。

〔48〕故濟母而裨其不足：是虛則補其母的取穴方法。濟母，即補其母。裨，補益。

〔49〕奪子而平其有餘：即實則瀉其子的取穴方法。奪，瀉法。

〔50〕二十七之經絡：即十二正經和十五別絡的總稱。

〔51〕據四百四之疾症：按陶弘景《補闕肘後百一方》序云：「且佛經云：人用四大成身，一大輒有一百一病。」「四大」為佛教名詞，全稱四大種，即地大、火大、水大、風大。佛教認為人身也是由「四大」而成，故以四大為人身代稱。又指古代歸納針灸能治療的病症約有 404 種的意思。

〔52〕故得夭枉都無：夭，指短命，早死。枉，誤傷其命。

〔53〕躋斯民於壽域：躋，登。壽域，指人人得盡天

年的境界。

〔54〕幾微已判：幾微，奧妙之理，意為將近乎微妙的針灸理論，分析明白透徹。

〔55〕彰往古之玄書：彰，明白。玄書，指古代醫籍所載的深奧理論。

〔56〕冷痺腎敗，取足陽明之土：冷痺腎敗，即冷風濕痺，因感受寒濕，出現骨疼、腰痛等腎氣不足的病變。取足陽明之土，是灸足三里穴，以土穴治濕邪，以化濕祛濕治其本。

〔57〕連臍腹痛，瀉足少陰之水：連臍腹痛，屬寒邪積聚所致之腹痛。足少陰之水，即足少陰腎經合穴陰谷，是水經中的水穴，具有除寒止痛的作用，以治療腹痛。《千金方》中亦載：「腹脹胃脘暴痛，及腹積聚，肌肉痛等，都可由陰谷主治。」

〔58〕脊間心後者，針中渚而立痊：脊間心後者，指心與背相引而痛、心痛徹背、背痛徹心及肺病症候中的肩背疼痛之類症狀。中渚是手少陽三焦經的輸穴，為治療上焦病要穴。

《席弘賦》中亦有：「久患傷寒肩背痛，但針中渚得其宜。」《勝玉歌》中也有「髀疼背痛中渚瀉」的記載，都提示本穴為治療肩背疼痛的常用穴。

〔59〕脅下肋邊者，刺陽陵而即止：脅下肋邊者，是指脅下肋邊各種病症，包括胸脅痛、脅下痛脹、脅肋疼痛、胸脅支滿、腋腫等症。陽陵泉為膽經合穴，筋之會穴，是治療脅肋部疾患的要穴。

〔60〕而在乎捻指：指針刺的各種手法。言針刺取得療效，關鍵在於針刺手法。

18. 席弘賦

【題解】

席弘賦首見於徐鳳所著的《針灸大全》，《針灸聚英》等書中亦有轉載。席弘為南宋時期針灸學家，江西臨川人，又名宏，後名橫，字宏達，號梓桑君。上代原居北方，先世做過太醫院針灸醫官。當女真族侵宋，南宋高宗趙構於 1127 年遷都杭州時，席家亦移居南方，於江西臨川縣席坊安家，其後代即以針灸相傳。

席氏家傳針灸 12 代，由宋到明，歷久不衰。當傳至第十代孫席信卿時，傳子之外又傳徒陳宏綱，由家傳變為師傳，擴大了傳播範圍，推動了針灸學的發展。

關於席弘賦的作者，有觀點認為是席弘本人所著，亦有人認為是席弘派弟子對席弘針灸思想和臨床經驗的總結。席弘賦賦文共 61 句，提出 50 餘種病症，選用 60 餘穴，善用經脈起止穴。

席弘賦是席弘針灸學術思想的重要反映，集中體現了南宋前江西地區針灸學術特色及其家學特點。許多針灸學術思想及其治療方法為現代針灸臨床所廣泛運用。

【原文】

凡欲行針須審穴，要明補瀉迎隨訣〔1〕，

胸背左右不相同〔2〕，呼吸陰陽男女別〔3〕。

氣刺兩乳求太淵[4]，未應之時瀉列缺；

列缺頭痛及偏正，重瀉太淵無不應。

耳聾氣痞聽會針，迎香穴瀉功如神[5]。

誰知天突治喉風[6]，虛喘須尋三里中[7]。

手連肩脊痛難忍，合谷針時要太衝[8]。

曲池兩手不如意，合谷下針宜仔細。

心痛手顫少海間，若要除根覓陰市。

【註釋發揮】

〔1〕要明補瀉迎隨訣：在針刺手法上首先要掌握迎隨補瀉的原則。源於《靈樞・終始篇》的「瀉者迎之，補者隨之」及《難經・第七十八難》：「得氣，推而內之是謂補；動而伸之是謂瀉。」

〔2〕胸背左右不相同：指在應用迎隨補瀉方法時，要分清胸與背，左與右之不同。如胸腹為陰，背為陽，右為陰，左為陽。

〔3〕呼吸陰陽男女別：針刺補瀉可因呼吸、陰陽、男女的異同而有區別。

〔4〕氣刺兩乳求太淵：氣，指氣病。兩乳，指胸中。「氣刺兩乳」指胸中氣機阻滯，胸中氣滯血瘀疼痛。太淵為肺經原穴，可補益肺氣，治療胸痛。

〔5〕耳聾氣痞聽會針，迎香穴瀉功如神：氣痞，指耳內氣滿、閉塞無聞。耳聾氣痞多因膽火上擾或新感外邪，循經上行，耳竅被蒙所致。聽會為膽經腧穴，位於耳部，具有通竅聰耳之功效，為治療耳疾常用穴。迎香為大腸經腧穴，位於面部，臨近於耳，可宣通肺氣，疏風散

邪，增強聽會穴的功效。

〔6〕誰知天突治喉風：喉風，指咽喉部突然腫痛，呼吸困難，吞咽不適。多因風熱外邪，客於經絡，深入肺胃，致氣血凝滯，風火相煽，蘊結而致。天突穴係任脈和陰維之交會穴，有清熱解毒、消腫利咽之功，為治療喉疾要穴。

〔7〕虛喘須尋三里中：虛喘多因稟賦素弱，久喘或大病後真元耗損，臟氣虛衰，肺氣失主，腎不納氣所致。三里即足三里，具有培土生金的功效，為治療虛喘的要穴。

〔8〕手連肩脊痛難忍，合谷針時要太衝：合谷、太衝均有疏風解表，通經活絡之功，上下左右四穴配合，稱為「四關」，治療肢體痛麻有顯著療效。

【原文】

但患傷寒兩耳聾，金門聽會疾如風。

五般肘痛尋尺澤〔9〕，太淵針後卻收功。

手足上下針三里，食癖氣塊憑此取〔10〕。

鳩尾能治五般癇〔11〕，若下湧泉人不死〔12〕。

胃中有積刺璇璣，三里功多人不知〔13〕。

陰陵泉治心胸滿，針到承山飲食思。

大杼若連長強尋，小腸氣痛即行針〔14〕。

委中專治腰間痛，腳膝腫時尋至陰。

氣滯腰痛不能立，橫骨大都宜救急〔15〕。

氣海專能治五淋，更針三里隨呼吸〔16〕。

【註釋發揮】

〔9〕五般肘痛尋尺澤：指由各種病因所致的肘部疼痛要用尺澤治療。

〔10〕手足上下針三里，食癖氣塊憑此取：食癖，指飲食不節，傷及脾胃，寒邪積聚，潛匿於兩脅間，有時作痛，痛時方覺有物。

《外台秘要·療癖方五首》載：「三焦痞隔，則腸胃不能宣行，因飲水漿，便停止令不散，更遇寒氣，積聚而成。癖者，謂癖側於兩脅之間，有時而痛是也。」本句意為取手足之三里穴，可通經和胃，散結止痛。

〔11〕鳩尾能治五般癇：五般癇，又名五臟癇，出自《小兒藥證直訣》，是各種癇證的統稱。包括肝癇、心癇、脾癇、肺癇、腎癇。為反覆發作的神誌異常疾病。鳩尾穴為任脈之絡穴，內有胃府，為藏穀之所，具有疏通腹部氣機、鎮靜豁痰之功效。《勝玉歌》亦說：「後谿、鳩尾及神門，治療五癇立便痊。」

〔12〕若下湧泉人不死：湧泉位於足心，針感強烈，醒腦開竅，與鳩尾相配，治療癲癇。

〔13〕三里：即足三里。

〔14〕小腸氣痛：指小腸從腹下入陰囊，陰囊脹痛的病症。

〔15〕氣滯腰痛不能立，橫骨大都宜救急：指濕阻經絡，經氣運行不暢之腰痛，取橫骨、大都。大都為脾經榮火穴，可益火生土，健脾利濕。橫骨為腎經穴，位於小腹，可宣通氣機，通利小便。兩穴相配，可健脾利濕，行

氣利尿止痛。

〔16〕氣海專能治五淋，更針三里隨呼吸：氣海穴居
臍下，為人體元氣聚會之處，有調氣機、益元氣、補腎
虛、疏利下焦氣機、通利小便的功效。對氣滯、氣虛、濕
熱蘊結下焦所致之淋證有較好的療效。與足三里穴相配，
配合呼吸補瀉手法，可提高療效。

【原文】

期門穴主傷寒患，六日過經猶未汗，

但向乳根二肋間〔17〕，又治婦人生產難。

耳內蟬鳴腰欲折，膝下明存三里穴，

若能補瀉五會〔18〕間，且莫向人容易說。

晴明治眼未效時，合谷光明安可缺。

人中治癲功最高，十三鬼穴不須饒〔19〕，

水腫水分兼氣海，皮內隨針氣自消〔20〕。

冷嗽先宜補合谷，卻須針瀉三陰交〔21〕。

牙齒腫痛並咽痹，二間陽谿疾怎逃。

更有三間腎俞妙，善除肩背消風勞〔22〕。

若針肩井須三里，不刺之時氣未調。

最是陽陵泉一穴，膝間疼痛用針燒〔23〕。

【註釋發揮】

〔17〕乳根二肋間：指乳下二肋間的期門穴。《傷寒
論》中多次提及期門穴主治傷寒病，可用於治療肝乘脾、
肝乘肺之證，以瀉肝經之氣盛；或治療誤汗傷津，熱結陽
明，土病見木脈之證，以瀉肝木；或熱入血室，以瀉熱通
經，清熱涼血除鬱。

〔18〕五會：指膽經腧穴地五會，該穴可開竅通耳。

〔19〕十三鬼穴不須饒：指孫真人十三鬼穴不能放棄。意指這些穴在治療癲證方面有重要作用。

〔20〕皮內隨針氣自消：指針刺時要淺刺，針至皮下即可。

〔21〕冷嗽先宜補合谷，卻須針瀉三陰交：冷嗽，即寒咳。多因形寒飲冷，內外合邪所致。多見脾胃虛寒之人，復外感風寒所致。症狀為「呼吸氣寒，口如飲冰雪。嘔唾冷沫，胸中急痛。晝靜夜甚。得溫則止，遇寒即發」。針刺合谷穴可疏風散寒，解表止嗽；三陰交可調理脾胃，散寒止咳。

〔22〕風勞：風寒客於經絡，致痹痛不仁，久之耗傷氣血，虛損成勞。

〔23〕針燒：用火針等溫針治療。

【原文】

委中腰痛腳攣急，取得其經血自調。

腳痛膝腫針三里，懸鐘二陵〔24〕三陰交，

更向太衝須引氣，指頭麻木自輕飄。

轉筋目眩針魚腹〔25〕，承山崑崙立便消。

肚疼須是公孫妙，內關相應必然瘳〔26〕。

冷風冷痹〔27〕疾難癒，環跳腰俞針與燒〔28〕。

風府風池尋得到，傷寒百病一時消。

陽明二日尋風府，嘔吐還須上脘療〔29〕。

【註釋發揮】

〔24〕二陵：指陰陵泉和陽陵泉。

〔25〕魚腹：即承筋穴，該穴位於小腿腓腸肌的肌腹部，因形似魚腹而得名。

〔26〕肚疼須是公孫妙，內關相應必然瘳：公孫與內關為八脈交會穴，兩穴上下相配，通於心、胸、胃，具有理氣降逆、通腸和胃、舒暢心絡作用。為八脈交會穴上下配穴法。

〔27〕冷風冷痺：冷風，指風寒濕之邪侵入四肢肌肉及關節，引起四肢關節麻木不仁、冷痛酸楚之症。冷痺，指氣血凝滯所致寒痺。

〔28〕環跳腰俞針與燒：針與燒，指用火針等溫針治療。是指取環跳及督脈腰俞穴，採用火針治療冷風冷痺。

〔29〕陽明二日尋風府，嘔吐還須上脘療：陽明二日，指外邪傳裡成陽明病，胃失和降而見發熱、嘔吐食不下之症。除風府穴外，還應配合上脘穴以和胃降逆止嘔。

【原文】

婦人心痛心俞穴，男子痃癖三里高〔30〕。

小便不禁關元好，大便閉澀大敦燒。

髖骨腿疼三里瀉，復溜氣滯便離腰。

從來風府最難針，卻用工夫度淺深，

倘若膀胱氣未散〔31〕，更宜三里穴中尋。

若是七疝〔32〕小腹痛，照海陰交曲泉針。

又不應時求氣海，關元同瀉效如神。

小腸氣撮痛連臍，速瀉陰交莫在遲，

良久湧泉針取氣，此中玄妙少人知。

小兒脫肛患多時，先灸百會次鳩尾。

久患傷寒肩背痛，但針中渚得其宜。

肩上痛連臍不休，手中三里便需求，

下針麻重即須瀉，得氣之時不用留。

腰連胯痛急必大，便於三里攻其隘，

下針一瀉三補之，氣上攻噎只管在，

噎不住時氣海灸，定瀉一時立便瘥[33]。

補自卯南轉針高，瀉從卯北莫辭勞[34]，

逼針瀉氣便須吸[35]，若補隨呼氣自調[36]，

左右拈針尋子午[37]，抽針行氣自迢迢[38]，

用針補瀉分明說，更用搜窮本與標。

咽喉最急先百會，太衝照海及陰交[39]。

學者潛心宜熟讀，席弘治病最名高。

【註釋發揮】

〔30〕痃癖三里高：「痃」與「癖」是兩種症候。痃，形容臍兩旁有條狀筋塊扛起，狀如弓弦，大小不一，或痛或不痛。癖，指潛匿於兩脅之間的積塊，平時尋摸不見，痛時摸之才覺有物。通常「痃癖」並稱。

三里高和四總穴歌中「肚腹三里留」均說明足三里治療肚腹病有顯著效果。

〔31〕膀胱氣未散：膀胱經氣血凝滯不通導致腰腿痛。

〔32〕七疝：指各類疝氣。

〔33〕腰連胯痛急必大……定瀉一時立便瘥：急必大，指大便閉塞不通。隘，險要、關鍵所在。噎，指氣逆上攻，吞咽困難。不住，是持續之意。腰胯痛、食不下、

大便閉塞不通是因瘀血內結、腸燥津枯、經絡不通所致，當瀉足三里，以健脾調理腸胃，疏導大腸氣機。足陽明之別通於心，足三里可助心氣推動血液的運行，袪瘀破結以「攻其隧」。加灸氣海穴，可助行氣袪瘀的功效。

〔34〕補自卯南轉針高，瀉從卯北莫辭勞：十二支的方位，子在北，午在南，卯在東，酉在西。李梃《針灸入門》中解釋說：「從子至午，左行為補；從午至子，右行為瀉。」席弘流派注重捻針，區分左轉和右轉。左轉為順轉，相當於從子位轉晌午位；右轉為逆轉，相當於從午位退向子位。午在卯之南，而子在卯之北，故補自卯南轉針高，即指從卯（東）晌午（南）的方向，大指向前，食指向後捻針為補。瀉從卯北，是指從卯（東）向子（北）的方向，即大指向後，食指向前捻針為瀉。

〔35〕逼針瀉氣便須吸：要結合吸氣時將針推進，右轉為瀉。

〔36〕若補隨呼氣自調：即要結合呼氣進針，左轉為補。

〔37〕左右拈針尋子午：子（半夜）午（中午）在此指陰陽。如：左捻針為補為陽，右捻針為瀉為陰。針刺補瀉手法有子午傾針、子午搗臼等。

〔38〕抽針行氣自迢迢：左右捻轉，對於催氣、行氣有明顯作用，可使針感擴散很遠。迢迢，指遠、長。

〔39〕咽喉最急先百會，太衝照海及陰交：傷於風者上先受之，百會位於頭頂部，治療外感風寒、風熱等外感表證。而喉痺急性發作多由外感而來，取百會穴以疏散外

來風邪。肝經循行「循喉嚨之後，上入頏顙，連目系，上出額，與督脈會於巔」。腎經的循行「入肺中，循喉嚨，挾舌本」。取肝經原穴太衝、足少陰腎經照海及具有疏肝益腎功效的三陰交與百會上下相配，以提高治療喉病的效果。

19. 攔江賦

【題解】

攔江賦載於《針灸聚英》，是高武從明代醫家凌氏手寫本針書中轉錄而來。凌氏即凌雲，字漢章，號臥岩。浙江吳興人。精於針灸經脈之學，明孝宗賜其任太醫院御醫。著有《經學會宗》、《子午流注圖說》等書。

「攔江」，作為本篇賦名，是喻疾病猶如洪流巨瀾，危害人命，此賦所載針灸治病之法有攔截洪流，力挽巨瀾，救人於危難之功。

【原文】

擔截^{〔1〕}之中數幾何？有擔有截起沉疴。

我今詠此攔江賦，何用三車五輻歌^{〔2〕}。

先將八法^{〔3〕}為定例，流注^{〔4〕}之中分次第。

胸中之病內關擔，臍下公孫用法攔。

頭部須還尋列缺，痰逆壅塞及咽乾^{〔5〕}。

噤口喉風針照海^{〔6〕}，三棱出血刻時安。

傷寒在表並頭痛，外關瀉動自然安。

眼目之症諸疾苦，更須臨泣用針擔^{〔7〕}。

後谿專治督脈病〔8〕，癲狂此穴治還輕。

申脈能除寒與熱，頭風偏正及心驚。

耳鳴鼻衄胸中滿，好把金針此穴尋。

【註釋發揮】

〔1〕擔截：明代汪機《針灸問對》說：「截者截穴，用一穴也，擔者二穴，或手足一穴，或兩手足各一穴也。」擔，是挑擔，雙挑的意思，取雙穴為「擔」，取單穴為「截」。

〔2〕何用三車五輻歌：輻，指車輪的輻條，這裡指車。意為攔江賦勝過其他眾多的針灸歌賦。

〔3〕八法：為「靈龜八法」，亦稱「奇經納卦法」。是古人根據《洛書・九宮圖》和《靈樞・九宮八風篇》的方位、八風對人體的侵害，配合八脈交會穴，按日時開穴治病的方法。因用陰脈四穴、陽脈四穴，也稱「陰四針陽四針」。

本法治病效果好，古有「八法神針」的評價。

〔4〕流註：指子午流注，是根據人體氣血流注臟腑經絡的日時開穴規律，配合天干、地支、陰陽、五行、五輸穴聯合組成的一種逐日按時開穴治病的方法。

〔5〕頭部須還尋列缺，痰逆壅塞及咽乾：痰逆壅塞包括咳嗽、咳痰、氣喘等病症，多由風邪外襲，壅塞肺經經氣，肺氣失宣，肅降失職所致。列缺為肺經絡穴，有疏風解表的功用，善於治療頭項諸疾患。四總穴歌中有「頭項尋列缺」的記載。列缺為八脈交會穴之一，通任脈，任脈循行「循腹里，上關元，至咽喉」，故列缺是治療呼吸

臨床篇

267

系統疾患的特效穴。

〔6〕噤口喉風針照海：噤口，即口噤不開，是以頷頰部疼痛，張口受限為特徵的一種病症。喉風，即咽喉癢，照海為腎經穴，八脈交會穴，通陰蹻脈。腎經「上貫肝膈，入肺中，循喉嚨，挾舌本」，陰蹻脈循行「直上循股陰，入陰，上循腹里，至咽喉，交貫衝脈」，所以照海是治療咽喉部疾患的常用穴，標幽賦中亦有「照海治喉中之閉塞」的記載。

〔7〕更須臨泣用針搖：意為分別取頭臨泣和足臨泣，兩穴均屬膽經，頭臨泣是膽經、膀胱經和陽維脈三脈的交會穴。

足臨泣為膽經的輸穴，膽與肝相表裡，肝開竅於目，兩穴上下相應，清肝利膽，為治療目疾的要穴。

〔8〕後谿專治督脈病：後谿為八脈交會穴，通督脈。督脈「入屬於腦」，腦為元神之府，主宰神志及思維活動，督脈的支脈「上貫心」。癲狂證與腦、心、神志及思維活動障礙有關，取後谿治癲狂有特效。

【原文】

但遇癢麻虛即補，如逢疼痛瀉而迎。

更有傷寒真妙訣，三陰需要刺陽經。

無汗更將合谷補，復溜穴瀉好施針。

倘若汗多流不絕，合谷收補效如神。

四日太陰宜細辨，公孫照海一同行。

再用內關施截法，七日期門妙用針。

但治傷寒皆用瀉，要知《素問》坦然明。

流注之中分造化〔9〕，常將木火土金平。

水數虧兮宜補肺，水之氾濫土能平。

春夏井滎宜刺淺，秋冬經合更宜深。

天地四時同此數，三才〔10〕常用記心胸；

天地人部次第入，仍調各部一般勻。

夫弱婦強〔11〕亦有克，婦弱夫強亦有刑；

皆在本經擔與截，瀉南補北亦須明。

經絡明時知造化，不得師傳枉費心；

不遇至人應莫度，天寶豈可付非人。

按定氣血病人呼，重搓數十把針扶〔12〕；

戰提搖起〔13〕向上使，氣自流行病自無。

【註釋發揮】

〔9〕造化：創造化育。

〔10〕三才：才，亦作「材」。古人指天、地、人。
《易·繫辭下》：「有天道焉，有人道焉，有地道焉，兼三
材而兩之。」

〔11〕夫弱婦強：此句與下句「婦弱夫強」中的「夫
婦」，均指「陰陽」。夫為陽，婦為陰。夫弱婦強是指陽
弱陰強；婦弱夫強是指陰弱陽強。

〔12〕重搓數十把針扶：指向一個方向搓針，搓針之
數，可多至數十轉。

〔13〕戰提搖起：指不同的針刺手法。

20. 靈光賦

【題解】

靈光賦首載於徐鳳的《針灸大全》,《針灸大成》、《針灸聚英》等書籍均有轉載。高武在《針灸聚英》書中言:「總靈光典注而成,不知誰氏所作。」

本賦為七言韻語歌賦,共載腧穴 43 個,列 40 種病症,內容包括陰陽、經脈、四時、五行、流注、補瀉及臨床證治經驗。用穴少而精,以特定穴為主。

靈者,神也;光者,明亮也。靈光,指神異的光輝。賦以「靈光」為名,意為採用本賦治病靈驗如神。

【原文】

黃帝岐伯針灸訣,依他經裡分明說。

三陰三陽[1]十二經,更有兩經[2]分八脈[3]。

靈光典注極幽深,偏正頭疼瀉列缺。

睛明治眼胬肉攀[4],耳聾氣閉聽會間。

兩鼻齆䶊針禾髎[5],鼻窒不聞迎香間[6]。

治氣上壅足三里[7],天突宛中治喘痰[8]。

心疼手顫針少海[9],少澤應除心下寒。

兩足拘攣覓陰市[10],五般腰痛委中安[11]。

髀樞不動瀉丘墟[12],復溜治腫如神醫。

【註釋發揮】

〔1〕三陰三陽:手足三陰、手足三陽十二經。

〔2〕兩經:督脈及任脈。

〔3〕八脈:奇經八脈。

〔4〕睛明治眼胬肉攀：眼胬肉攀，即胬肉攀睛，文獻記載：「胬肉攀睛大眥起，初侵風輪久掩瞳，或癢或疼漸積厚，赤爛多年肺熱壅。」多因心火上炎，血脈逆行，經絡壅阻於內眥而發生。局部取睛明穴治療以疏通經絡，活血化瘀清熱。

〔5〕兩鼻齆衄針禾髎：齆，鼻塞不通，發音不清。《巢氏病源·鼻窒塞氣息不通候》：「鼻氣不宣利，壅塞成齆。」又：「鼻氣不宣調，故不知香臭而為齆。」可針刺局部取口禾髎，主要通絡行氣活血，疏通鼻竅經絡氣機。可同時配足部太陽經的束骨穴。

〔6〕鼻窒不聞迎香間：鼻窒，即鼻塞不通，取手陽明大腸經的迎香穴，以清肺熱，散風邪，通鼻竅。

〔7〕治氣上壅足三里：氣上壅，指胸悶氣滯之症。足三里胃經之合穴，針刺可和胃行氣降逆。

〔8〕天突宛中治喘痰：喘痰，即痰喘，氣喘因痰濁壅滯於肺，症見呼吸急促，喘息有聲，咳嗽，咯痰黏膩不爽，胸中滿悶。取任脈位於胸骨上窩的天突穴，以化痰止咳平喘。臨症常配伍肺俞、豐隆等。

〔9〕心疼手顫針少海：指取手少陰心經合穴少海可治療胸痛連及上肢麻木的胸痺之症。

〔10〕兩足拘攣覓陰市：兩足拘攣指筋骨拘急攣縮，下肢屈伸不利。《靈樞·邪客》載：「邪氣惡血，固不得住留，住留則傷筋絡骨節機關，不得屈伸，故拘攣也。」陰市有疏風散寒之力，治療下肢痿痺，膝關節屈伸不利。

〔11〕五般腰痛委中安：五般腰痛，泛指各種腰痛。

多由外感風寒、內傷濕滯、久病腎虛、外傷等引起。委中穴具有疏調經氣，強腰健膝的作用。四總穴歌中有「腰背委中求」之語。

〔12〕髀樞不動瀉丘墟：髀樞，指股骨大轉子。瀉膽經原穴丘墟可疏通少陽經氣血，治療大腿屈伸不利。

【原文】

犢鼻治療風邪疼，住喘卻痛崑崙癒。

後跟痛在僕參求，承山筋轉並久痔〔13〕。

足掌下去尋湧泉，此法千金莫妄傳〔14〕。

此穴多治婦人疾，男蠱〔15〕女孕兩病痊。

百會鳩尾治痢疾，大小腸俞大小便。

氣海血海療五淋，中脘下脘治腹堅〔16〕。

傷寒過經期門癒，氣刺兩乳求太淵〔17〕。

大敦二穴主偏墜〔18〕，水溝間使治邪癲。

吐血定喘補尺澤，地倉能止兩流涎。

勞宮醫得身勞倦，水腫水分灸即安。

五指不伸中渚取〔19〕，頰車可針牙齒癒。

陰蹻陽蹻兩踝邊〔20〕，腳氣四穴先尋取。

陰陽陵泉亦主之，陰蹻陽蹻與三里；

諸穴一般治腳氣，在腰玄機宜正取。

膏肓豈止治百病，灸得玄功病須癒。

針灸一穴數病除，學者尤宜加仔細。

悟得明師流注法，頭目有病針四肢。

針有補瀉明呼吸，穴應五行順四時。

悟得人身中造化，此歌依舊是筌蹄〔21〕。

【註釋發揮】

〔13〕承山筋轉並久痔：取足太陽經承山穴可治療下肢筋脈拘攣及痔瘡等肛周疾患。

〔14〕此法千金莫妄傳：強調此法格外重要。

〔15〕男蠱：《靈樞‧熱病篇》說：「男子如蠱，女子如怚。」蠱，指蟲症而言，為男子之脈病，多由感受風寒日久不治，聚於下焦，溲出白濁，虧耗真陰，如蠱之吸血，故稱為男蠱。

〔16〕中脘下脘治腹堅：腹堅，即上腹部硬滿，由寒涼傷胃、飲食停積、痰濕停胃、寒濕內停、濕熱蘊結和氣滯血瘀等原因引起。

中脘位居胃之中部，胃之募穴，功善調中消食。下脘位於胃之下部，理氣散結、和胃導滯之力較強，兼治腸腑。凡胃腑病症，均可配取中脘下脘穴治療。

〔17〕氣刺兩乳求太淵：兩乳，在此指胸中。指氣滯心血瘀阻的胸痛應取脈會太淵治療。

〔18〕大敦二穴主偏墜：偏墜，指氣疝，多因肝鬱氣滯，或過勞而發作，症見單側睪丸腫大，疼痛下墜等。取左右大敦治療。

〔19〕五指不伸中渚取：五指不伸，指手指屈伸不利，筋脈拘急的症狀。取三焦經腧穴中渚，以舒筋活絡。

〔20〕陰蹻陽蹻兩踝邊：陰蹻脈起於照海，陽蹻脈起於申脈，兩穴均在足踝兩邊，故言兩踝邊。

〔21〕針有補瀉明呼吸……此歌依舊是筌蹄：筌，捕魚的竹器。《醫方集解‧序》：「善師者不陳，得魚者忘

笙。」蹄，是捕兔器。筌蹄均為工具，引申為手段。造化，指健康長壽。強調針刺補瀉須與呼吸相應，穴位的選擇鬚根據五行，順應四時氣候的變化及人身氣機變化。「悟得人身中造化」和「此歌依舊是筌蹄」喻治療疾病要掌握一定的要領，才能達到健康長壽的最終目的。

21. 流注指微賦

【題解】

流注指微賦，簡稱指微賦，為何若愚所寫。首見《子午流注針經》，後被明《永樂大典》、《普濟方》、《針灸大全》、《針灸聚英》、《針灸大成》、《類經圖翼》等引載，流傳廣泛。

何若愚係金元時代著名醫家，善用針灸，是「子午流注」的創始人。本賦 700 餘字，約 50 言，重點闡述了陰陽、氣血、經絡、流注方面的理論，強調了血引、氣引、迎隨和呼吸補瀉的運用，並列舉了古代一些針灸案例。

賦文中的「養子時刻，注穴必須依」為現今慣用的「子午流注選穴法」開穴原則的最早記載。

【原文】

疾居榮衛，扶救者針[1]。觀虛實與肥瘦，辨四時之淺深[2]。是見取穴之法，但分陰陽而谿谷[3]；迎隨逆順[4]，須曉氣血而升沉。

原夫指微論[5]中，贖義成賦[6]，知本時之氣開[7]，說經絡之流注。每披文而參其法[8]，篇篇之旨審存。復

按經而察其言，字字之功明論〔9〕。疑隱〔10〕皆知，虛實總附，移疼住痛如有神〔11〕，針下獲安。暴疾沉疴至危篤〔12〕，刺之勿誤〔13〕。

【註釋發揮】

〔1〕扶救者針：孫真人曰：「凡病皆因血氣壅滯，不得宣通，針以開導之，灸以溫暖之。」泛指救急之功，應推針灸之法。

〔2〕辨四時之淺深：依據《難經・第七十難》載：「春夏者，陽氣在上，人氣亦在上，故當淺取之；秋冬者，陽氣在下，人氣亦在下，故當深取之。」強調根據四季的變化，刺有深淺。

〔3〕分陰陽而谿谷：分陰陽，指按陰陽部位而定穴。一般陽經穴，以筋骨會縫之間為多，其處每有凹陷；陰經穴，以郄膕橫紋之上居多，其處常有動脈應手。谿谷，這裡泛指穴位。

〔4〕迎隨逆順：指經氣的運行方向。順經而刺為補，逆經而刺為瀉。

〔5〕指微論：為何若愚所寫的另一部以陰陽氣血，經脈流注為重點的針灸理論專著。原書已佚，未廣傳於世。

〔6〕賾義成賦：取《指微論》中的精微之處，撰寫成本賦。賾，深奧，微妙。《脈經・序》云：「誠能留心研究，窮其微賾，則可以比蹤古賢，代無夭橫矣。」

〔7〕知本時之氣開：時，時辰，意為十二經絡各至本時，皆有虛實邪正之氣，注於所過之穴。得時謂之開，

失時謂之合，氣開當補瀉，氣閉忌針刺。

〔8〕每披文而參其法：披，翻閱。韓愈《進學解》云：「手不停披於百家之編。」參，參考。

〔9〕諭：瞭解，明白。《戰國策・魏策四》：「寡人諭矣。」

〔10〕疑隱：疑難深奧的問題。

〔11〕移疼住痛如有神：得其針之要，移疼住痛，獲效如神。

〔12〕危篤：指危重。《靈樞・邪氣臟腑病形篇》記載：「補瀉反則病益篤。」

〔13〕刺之勿誤：意為醫者當慎重對待，細察為何經所病，補瀉針刺，去之勿誤也。

【原文】

詳夫陰日血引〔14〕，值陽氣流。口溫針暖〔15〕，牢濡深求〔16〕。諸經十二作數，絡脈十五為周〔17〕；陰俞六十臟主，陽穴七二腑收〔18〕。刺陽經者，可臥針而取〔19〕，奪血絡者，先俾指而柔〔20〕。逆為迎而順為隨，呼則瀉而吸則補。淺羔新痁〔21〕，用針之因；淹疾延患〔22〕，著灸之由。躁煩藥餌而難拯，必取八會〔23〕；癰腫奇經而蓄邪，先獲砭瘳〔24〕。

況夫甲膽乙肝，丁火壬水〔25〕，生我者號母，我生者名子〔26〕。春井夏滎乃邪在，秋經冬合方刺矣〔27〕。犯禁忌而病復，用日衰而難已〔28〕。孫絡在於肉分，血行出於支裡〔29〕。悶昏針暈，經虛補絡須然〔30〕；痛實癢虛，瀉子隨母要指〔31〕。

【註釋發揮】

〔14〕陰日血引：論述時日陰陽與氣血值日的關係。《醫學入門》載：「陽日六腑值日者引氣，陰中六臟值日者引血。」陽日先調氣，陰日先調血。

〔15〕口溫針暖：古人多用此法以暖針，現今已經廢棄不用。

〔16〕牢濡深求：意為脈之虛實，濡者為虛，緊牢者為實。

〔17〕諸經十二作數，絡脈十五為周：手足三陰三陽，合為十二經脈。每一經各一絡脈，加之督脈之絡、任脈之絡、脾之大絡，合為十五絡脈。

〔18〕陰俞六十臟主，陽穴七二腑收：臟為陰，腑為陽。陰俞即臟的五輸穴，古時俞、輸、腧三字相通。五臟之輸各有五，則五五二十五輸，並心包絡五輸，共三十，以左右見言之，六十腧穴也。腑謂六腑，六腑之輸指井、榮、輸、原、經、合各有六，則六六三十六輸，以左右脈共言之，則七十有二腧穴也。

〔19〕刺陽經者，可臥針而取：意在說明針刺的深淺。衛者屬陽，皮毛之分，因為陽氣輕浮，當臥針而刺之，以防損傷榮氣。

〔20〕奪血絡者，先俾指而柔：奪血絡者，取榮氣也，先以左手按所刺之穴，令氣散後進針，以防損傷衛氣。兩句所言與「刺榮無傷衛，刺衛無傷榮」意思一致。

〔21〕淺羔新疴：指新病，病程較短。

〔22〕淹疾延患：指病程較長的慢性疾患。淹，遲

緩，停留。

〔23〕躁煩藥餌而難拯，必取八會：熱病內傷陰津，見躁煩之症，應取八會穴治療。八會穴是臟、腑、氣、血、筋、脈、骨、髓等精氣彙聚的8個穴位。最早由《難經・第四十五難》提出：「府會太倉，藏會季脅，筋會陽陵泉，髓會絕骨，血會膈俞，骨會大杼，脈會太淵，氣會三焦，外一筋（字有誤，有兩乳內也）……熱病在內者，取其會之氣穴也。」即臟會章門，腑會中脘，氣會膻中，血會膈俞，筋會陽陵泉，脈會太淵，骨會大杼，髓會絕骨。八會穴善於治療相應臟腑器官的熱證。

〔24〕癰腫奇經而蓄邪，先獲砭瘳：《靈樞・癰疽》中說：「寒邪客於經絡之中則血泣，血泣則不通，不通則衛氣歸之，不得複返，故癰腫。」奇經，實指經絡，意為經脈因感受邪氣，蓄積腫熱，宜先砭刺出血，病可痊癒。

〔25〕甲膽乙肝，丁火壬水：即為十天干配五臟六腑，陽干主腑，陰干主臟。即膽甲肝乙，小腸丙心丁，胃戊脾己，大腸庚肺辛，膀胱壬腎癸。

〔26〕生我者號母，我生者名子：指五輸穴的補母瀉子配穴法。按照每個腧穴的五行屬性，我生者為子穴，生我者為母穴。

〔27〕春井夏滎乃邪在，秋經冬合方刺矣：指按四時取穴。具體方法是春木旺刺井，夏火旺刺滎，季夏土旺刺輸，秋金旺刺經，冬水旺刺合。提示按四時的不同變化，應採取不同的針刺深度。

〔28〕用日衰而難已：當臟腑五行受日干五行剋制，

針灸歌賦注釋發揮

如心病遇癸日（水剋火），大腸病遇丙日（火剋金）時，因臟腑正氣衰退，疾病難以治癒。提示遇相剋之日，臟腑氣衰，刺病難以治癒。

〔29〕孫絡在於肉分，血行出於支裡：孫絡，小絡也，謂絡之支別也。《經脈》記載：「經脈為裡，支而橫者為絡，絡之別者為孫。」

〔30〕悶昏針暈，經虛補絡須然：暈針所發，多為不明針理，氣血虛脫而致，如刺肝經致虛則可補肝之絡穴蠡溝，刺脾經昏暈則補脾之絡穴公孫等。

〔31〕痛實癢虛，瀉子隨母要指：按五輸穴的五行配屬，治療疾病選穴處方時，依據「實則瀉其子，虛則補其母」的原則，痛證多為實證，採用瀉法；癢麻之證多為虛證，則採用補法。這是虛實補瀉的基本原則。

【原文】

想夫先賢迅效，無出於針；今人癒疾，豈離於醫。徐文伯瀉孕〔32〕於苑內，斯由甚速；范九思療咽於江夏〔33〕，聞見言稀。

大抵古今遺跡，後世皆師。王纂針魅而立康〔34〕，獺從被出；秋夫療鬼而獲效〔35〕，魂免傷悲。既而感指幽微，用針真訣，孔竅詳於筋骨肉分，刺要察於久新寒熱〔36〕。接氣通經，短長依法〔37〕，裡外之絕，贏盈必別〔38〕。勿刺大勞，使人氣亂而神隳〔39〕；慎妄呼吸，防他針昏而閉血，又以常尋古義，猶有藏機，遇高賢真趣，則超然得悟；逢達人示教，則表我扶危。男女氣脈，行分時合度〔40〕；養子時刻，注穴必須依〔41〕。今詳定療病之宜，神

針法式；廣搜難素之祕密文辭，深考諸家之肘函妙臆〔42〕；故稱廬江〔43〕流注之指微，以為後學之規則。

【註釋發揮】

〔32〕徐文伯瀉孕：指徐文伯瀉三陰交穴下胎的典故。

〔33〕范九思療咽於江夏：范九思，宋代醫家。精通醫藥及針術，善治危重病人。民間流傳他治癒一例喉蛾的驗案，以針藥並舉見長。

〔34〕王纂針魅而立康：王纂為北宋醫家，善針術。傳說一女為狐所惑，日漸瘦弱，王為之下針，狐即從女被中逃出，病即癒。

〔35〕秋夫療鬼而獲效：秋夫為徐秋夫，宋代醫家。傳說他夜聞鬼求治腰痛，便做草人，下針即癒。見《南史·張融傳》。

〔36〕孔竅詳於筋骨肉分，刺要察於久新寒熱：腧穴分佈於筋骨分肉之間，刺當掌握病位之浮沉，病情新久，病性寒熱。

〔37〕接氣通經，短長依法：接氣通經來源於《靈樞·五十營》中「人一呼，脈再動，氣行三寸一吸，脈亦再動，氣行三寸，呼吸定息，氣行六寸」的認識。

《脈度》中亦有十二經脈度的記載：「手三陽脈長五尺，九呼則氣行五尺四寸，故過經四寸；手三陰脈長三尺五寸，七呼則氣行四尺二寸，故過經七寸；足三陽脈長八尺，一十四呼則氣行八尺四寸，過經四寸；足三陰脈長六尺五寸，一十二呼則氣行七尺二寸，過經七寸。」長短依

法之理，即在於此。

〔38〕裡外之絕，贏盈必別：意為心主於脈，肺主於氣，外華榮於皮膚，故言外。腎肝在下，屬內，心肺外絕，則皮聚毛落；腎肝內絕，則骨痿筋緩。應分清裡外虛實。

〔39〕勿刺大勞，使人氣亂而神隳：言針灸的禁忌，針刺大勞之人，則會使氣機逆亂，神氣瀰散。隳（ㄏㄨㄟ），毀壞。

〔40〕男女氣脈，行分時合度：氣脈，指人體的機能；時分，指針治的時間季節。此句意為針刺時應判明人體的機能狀態，按照時間季節，採用相應的針刺手法。

〔41〕養子時刻，注穴必須依：即何若愚撰、閻明廣注的《子午流注針經》中的「養子時刻注穴法」。養子，指五行母子相生。時刻，是古人用銅壺滴漏，將一日晝夜，即十二時辰分為百刻。注穴指十二經脈氣血，各至本時所注，井、滎、輸、原、經、合共六十六穴。《針灸問對》：「養子時刻注穴者，謂逐時干旺氣，注臟腑井滎之法也。每一時辰相生養子五度，各注井滎俞經合五穴，晝夜十二時，氣血行過六十腧穴也。」養子時刻注穴法是推算子午流注配穴治病的重要規律之一。

〔42〕深考諸家之肘函妙臆：認真考證各家的臨床經驗及理論精華。

〔43〕盧江：為古水名，在今雅礱江下游和金沙江匯合處，諸葛亮《出師表》中所稱「五月渡瀘，深入不毛」之處，《針灸聚英》作「盧江」，在今安徽中部。

健康加油站

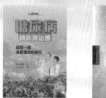

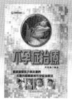
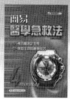
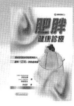
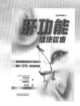

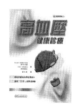
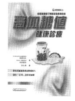

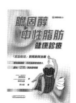
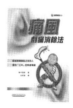
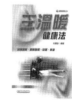

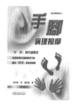
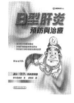
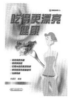
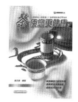

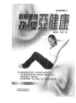

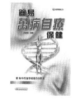
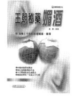

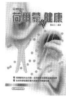

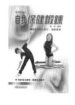

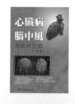

養生保健 古今養生保健法 強身健體增加身體免疫力

 醫療養生氣功
 中國氣功圖譜
 少林醫療氣功精粹
 龍形實用氣功
 魚戲增睨強身氣功
 道家玄牝氣功
 仙家秘傳袪病功

 少林十大健身功
 中國自控氣功
 醫療防癌氣功
 醫療強身氣功
 醫療點穴氣功
 中國八卦如意功
 正宗馬禮堂養氣功

 道家筋經內丹功
 三元開慧功
 防癌治癌新氣功
 禪定與佛家氣功修煉
 顛倒之術
 簡明氣功辭典
 八卦三合功

 朱砂掌健身養生功
 抗老功
 意氣按穴排濁自療法
 健身袪病小功法
 張氏太極混元功
 中國少林禪密功
 郭林新氣功

 太極
 現代原始真功真傳大修
 開脈太極
 養生太極八大招
 還童功
 太極內功養生法
 無極養生氣功
 小周天健康法

 易筋經
 洗髓經
 精功易筋經
 武當劍門七心活氣功
 手臂健身法
 武當道教養生導引術
 武當道教養生長壽功

 太極拳內功養生心法
 意拳五形學修煉
 靜坐要訣
 啟動自癒力
 洗髓經健身術
洗髓經穴位行功

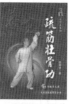 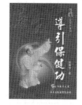 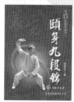 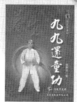 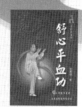
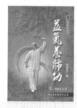 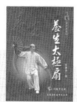 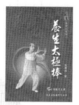 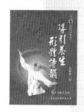 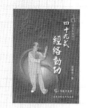

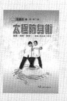

彩色圖解太極武術

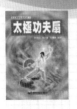
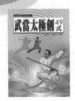

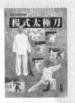
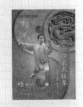

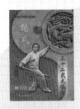
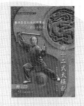
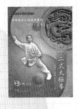
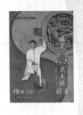
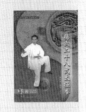

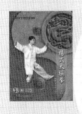
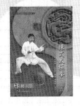
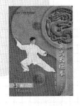
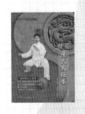
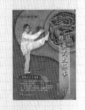

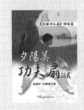
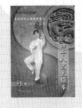
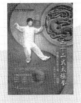
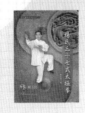
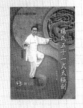

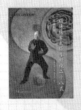
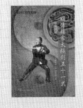
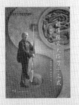

太極武術教學光碟

太極功夫扇
五十二式太極扇
演示：李德印 等
(2VCD)中國

夕陽美太極功夫扇
五十六式太極扇
演示：李德印 等
(2VCD)中國

陳氏太極拳及其技擊法
演示：馬虹(10VCD)中國
陳氏太極拳勁道釋秘
拆拳講勁
演示：馬虹(8DVD)中國
推手技巧及功力訓練
演示：馬虹(4VCD)中國

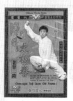
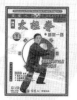

陳氏太極拳新架一路
演示：陳正雷(1DVD)中國
陳氏太極拳新架二路
演示：陳正雷(1DVD)中國
陳氏太極拳老架一路
演示：陳正雷(1DVD)中國

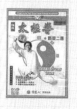

陳氏太極拳老架二路
演示：陳正雷(1DVD)中國
陳氏太極推手
演示：陳正雷(1DVD)中國
陳氏太極單刀·雙刀
演示：陳正雷(1DVD)中國

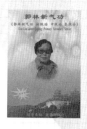

郭林新氣功
(8DVD)中國

本公司還有其他武術光碟
歡迎來電詢問或至網站查詢
電話：02-28236031
網址：www.dah-jaan.com.tw

原版教學光碟

歡迎至本公司購買書籍

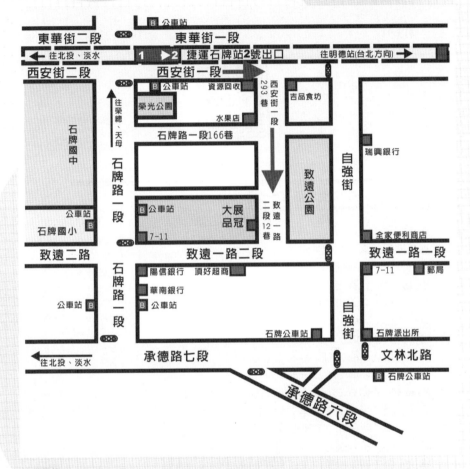

建議路線

1. 搭乘捷運‧公車

　　淡水線石牌站下車，由石牌捷運站２號出口出站(出站後靠右邊)，沿著捷運高架往台北方向走(往明德站方向)，其街名為西安街，約走100公尺(勿超過紅綠燈)，由西安街一段293巷進來(巷口有一公車站牌，站名為自強街口)，本公司位於致遠公園對面。搭公車者請於石牌站(石牌派出所)下車，走進自強街，遇致遠路口左轉，右手邊第一條巷子即為本社位置。

2. 自行開車或騎車

　　由承德路接石牌路，看到陽信銀行右轉，此條即為致遠一路二段，在遇到自強街(紅綠燈)前的巷子(致遠公園)左轉，即可看到本公司招牌。

國家圖書館出版品預行編目資料

針灸歌賦注釋發揮／陳以國、王淑娟、成澤東主編.
──初版，──臺北市，大展，2015 [民 104.09]
面；21公分─（中醫保健站；68）
ISBN 978-986-346-081-7（平裝）
1.針灸
413.91 104012257

針灸歌賦注釋發揮

主 編 者／陳以國、王淑娟、成澤東
責任編輯／壽 亞 荷
發 行 人／蔡 森 明
出 版 者／大展出版社有限公司
社 　 址／臺北市北投區（石牌）致遠一路 2 段 12 巷 1 號
電 　 話／（02）28236031，28236033，28233123
傳 　 真／（02）28272069
郵政劃撥／01669551
網 　 址／www.dah-jaan.com.tw
E-mail／service@dah-jann.com.tw
登 記 證／局版臺業字第 2171 號
承 印 者／傳興印刷有限公司
裝 　 訂／承安裝訂有限公司
排 版 者／菩薩蠻數位文化有限公司
授 權 者／遼寧科學技術出版社
初版 1 刷／2015 年（民 104 年）9 月
定價／280 元

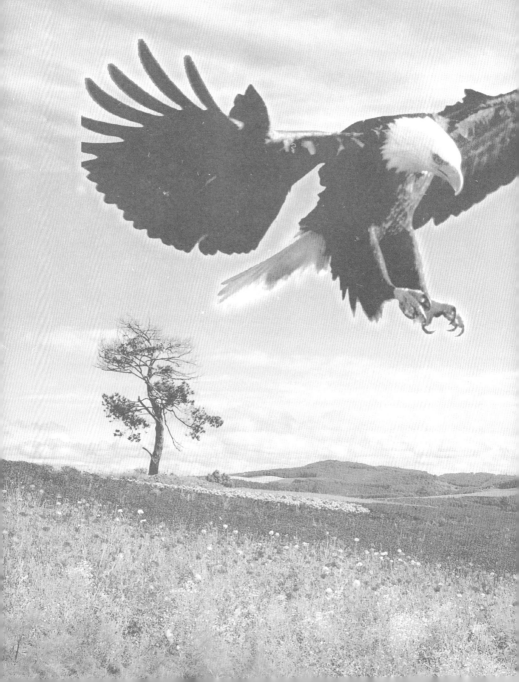

大展好書　好書大展

品嘗好書　冠群可期

大展好書　好書大展
品嘗好書　冠群可期